# 精神科医はいらない

下田治美

角川文庫 13310

JN266168

# 目次

# まえがき

いまから十余年まえ、四十歳になったばかりだった。わたしは「ウッ病」なるものを発症した。それが「精神病」との初顔合わせである。

その当時、なぜだか原稿が書けなくなっていた。まったく書けないのだ、一行も、ひと文字も。氏名を書くことさえうっとうしかった。もの書きにとって、原稿が書けないのは、生命線の切断にひとしいのだが。

――スランプ、だわ。

最初はかるく考えていた。スランプというものは、どんなひとにもかならず一度はおとずれるもの、と信じていたふしもある。

しかしわたしは、机からは逃げなかった。くる日もくる日も、朝八時三十分になると机にむかい、夕刻の五時くらいまですわりつづけた。おっと、きれいごとをいった。「机から逃げなかった」というのは、ほとんどウソだ。「やりたい」「したい」という『意欲』を根こそぎ喪失――これがウッ病である（当人は無自覚）――したわたしに、唯一、机にむかう習性だけはのこっていた、というのが正確だろう。あるいは、わたしがその行為のみに、しがみついていた。

その当時、わが家はわたしと小学生の子のふたり家族だった。「する」「やる」という意欲を喪失しても、子どもの食事の世話は不満足ながらも、やりおおせることができた。たぶん家事というのは、ある一面においては、習慣性や熟練性という武器だけで、なんとかしのげるもののようだ。

しかし仕事というものは、これらだけでは武器として役にたたない。

机は仕事部屋の東側の壁にそって置いてある。わたしは毎日毎日、机のまえにすわりつづけた。ただ、すわっているだけだったが。構想を練るでもなく、資料を読むでもない。書く、書かないという次元などとっくに通りこして、ペンを手にとることさえしなかったのである。ただただ、ひたすら黙然と机のまえにすわりこみ、目のまえに立ちはだかっている粗末な肌あいの木の壁をじ〜っとみつめていたのだ。わたしの視界には、その壁だけしかなかった。

ひと月がすぎ、三月たち、そして六ヵ月、やがて十二ヵ月。そして——思考する・想像する・創作するといった知的作業が、まったくできない日々がなお流れていく。

それでもわたしは、くる日もくる日も机のまえにすわりこんでいた。

——なにも創れずに、このまま死んでいくのか。

このような茫々《ぼうぼう》たる虚無のなかにしずみながら、すわる。

——末は餓死。

ぼんやりそう感じるくせに、じたばたもせず、あわてふためきもしない。ここで悲愴《ひそう》感をもつなら、そのひとはウツ病ではない。どだい『意欲』なき者に『感情』などはわきようもない、頭蓋《ずがい》骨の中身が空白のボール状になっていたのだ、わたしは。

わたしにとってはそれ自体が仕事であった。一日も欠くことなく、営々と、机のまえにすわりこむ行為が。毎日八時間、すわりつづけることだけが、わたしに与えられた唯一の仕事だったのだ。

白紙の原稿用紙（たぶん十冊くらいだった）は、一間幅の机のむこう右方が定位置である。わたしはいつのころからか、五センチほどの高さから決して減りはしない原稿用紙が視界に入ると、なんともいえない嫌悪感がわくようになっていた。嫌悪感……ひさしぶりの『感情の湧出《ゆうしゅつ》』である。感情の湧出はあっても、しかし、当人にはその認識がない。

——いやだ。原稿用紙をみるのは絶対いや。

——原稿用紙なんか、みたくない。

わたしは机にむかうとき、意識して原稿用紙から目をそらすことを覚えた。

しかし、そうしながら、それでも、朝の洗面をすますとかならず机のところにいく。そして、日がな一日、凝然とすわりこんでいた。

ある朝、イスに腰をおろそうと机の縁に指をかけたとき、目をそらしていたはずの原稿用紙の束が、いきなりわたしに殴りかかってきた。とっさに手で顔をかばった。妄想の出現である。

原稿用紙の束は、しんと静まりかえりながら、わたしにむかって憎々し気な牙《きば》を光らせていた。強い敵意を感じた。原稿用紙がわたしに敵意……？　わたしは思わず原稿用紙に見入った。その瞬間、また嫌悪感におそわれ、顔が激しくゆがんだ。こんなものをみたくない！

と同時に、いままで経験したことのないふしぎな感応が顔をだした。それはわたしを激しく揺さぶりながら宣告したのである、『おまえは異常だ』と。

わたしは、そわそわっと立ちあがった。

わたしは異常だ。たしかに異常だわ。顔がゆがむほど原稿用紙をみるのがいやなんて、異常だ。わたしは異常だ。精神病にかかっている！

それをはっきりと、はっきりとはっきりと認識した。

「精神病にかかっている。どうしよう」

わたしはそう思った。たしかにそう思った。思ったとたん、「病気ならば病院にいこう」と次の段階を考えることができた。そうしたら、間、髪を入れず「精神病院は保健所にきけばわかる」と、ひらめいた。思ったのでも考えたのでもない、ぴかっとひらめいたのである。

わたしは勢いこんで本箱から「便利だより」という小冊子をさがした。保健所の電話番号はすぐみつかった。

「わたし、異常なんです。精神病なんです。精神病院を紹介してください」

せっぱつまって訴えるわたしに、女性の職員がおちついた口調でわたしの住所をたずね、

「いちばん近くにあるのが○○病院で、場所は――」

淡々とていねいにおしえてくれた。

数分後、わたしはタクシーに飛びのっていた。ゴムマリがはずむみたいな機敏な行動だった。

三時間後、わたしは精神科医という職業のひととはじめて会うことになる。

「ここにこられたのは、ご家族のすすめですか」

医師はやわらかないいかたで質問した。

わたしは首を横にふった。

「自分で」

われながら、ぶっきらぼうな答えかただった。

が、彼の態度はおだやかなままだった。

「ほう、ご自分の意志で。精神科にくることに偏見や抵抗はなかったですか」

……偏見？　他人《ひと》の眼なんかどうでもいいじゃないの、自分の病気のほうがずっと重要《だいじ》なのに。ふしぎな質問だった。問いかえしてみる。

「なんで？」

彼は微笑んだ。

「まだまだ偏見や差別があるのですよ」

「……差別なんか勝手にすればいい。病気になったのなら治すことしか考えない、わたしは」

声がかすれていることがわかった。そういえば、ずいぶん長いあいだ、子どもとも会話をかわしていない。音声を発していないから、喉《のど》の上下の粘膜がくっついてしまっていたのである。

医師はふとおしだまった。そうしてからわたしの顔に、えもいわれぬあたたかな視線をそそいだ。（さあ、なんでもお話しなさい）といってくれたような気がした。

そのとたん、思いもかけないことが起きた。いきなり、涙が噴出したのだ。わたしは身《み》悶《もだ》えしながら激しく泣きじゃくった。堅くとざされた心の一部が、砕けたみたいだった。

嗚咽《おえつ》しながら、わたしはいった。

「わたしは卑怯《ひきよう》者です、ずるい人間です。才能がないから仕事ができない。それなのに、それを認めるのがいやで病気に逃げている。病気に逃げてる。わたしは卑怯者なんです」

声をだして発言する、応答する、という行為自体がひさしぶりの経験だった。

医師は首をふりながら、

「いやいや、あなたは卑怯者ではありません。こんなに苦しんでいるじゃないですか。逃げずに苦しんでいるじゃないですか」

あたたかい、あまりにもあたたかいことばだった。書けないわたしを許してくれるひとがいる。たったひとりいることを知ったわたしは、こんどは喜びの涙を噴きださせたものである。

数十分ののち、医師の発するきき慣れないことば、『ウツ病』という診断名を、わたしはおしいただいた。清々《すがすが》しく敬虔《けいけん》な気持ちだった。

さいわいなことに、わたしのウツ病は投薬治療で治癒する性質のものだった。約一ヵ月でわたしは完治をみる。完治の実感は劇的にやってきた。ある朝、目がさめたとたん、「治った」と感じたのだ。治ったと、衝撃的な実感が矢のごとく身をつらぬいた。

声にだしていってみた。

「治ったわ、わたし」

治ったわ。治ったんだわ、ウツ病が。

わたしは浮足だった。

原稿を書くわ。書かなくちゃ！

わたしはパジャマ姿のまま机に突進した。そして、かがみこんで両腕で机を抱きしめた。力いっぱい抱きしめた。そうしながら原稿用紙をたぐりよせ、顔にくっつけ頰ずりをした。黒ペン、赤ペン、そしてペーパーナイフやハサミなどの愛用品を手のひらで包みこんだ。机と文房具にたいして、わたしは上半身すべてをささげていた。

わあ。

わあ。

はりあげた大声は、じかに机にぶつかり顔面に反響した。わたしは、わあ、わあ、と叫びつづけていた。

だれにもみせられない痴態である。書けなくなって、じつに十八ヵ月という歳月が浪費されていた。

わたしは着替えも洗面もせず、そのままイスにすわりこんだ。そして原稿用紙を手元にひきよせ、ペンをにぎった。升目に文字がひとつずつ埋まっていく。書けるわ！　書けてるわ！　なんて幸せなんだろう。いまのわたしは至福に満たされている！

わたしは書いた。書いた。こころゆくまで書きまくった。そうして、お昼頃、「きょうは、これでおしまい」と、満足しながらペンを置いた。どうしてもやりたいことがあるのだ。そう、お医者にぜひともお礼をいいに行きたかったのだ。わたしはスキップするような足どりで病院にむかった。

「わざわざお礼をいうためにきたの？　こなくてもいいのに」

医師はにこにこ笑いながらいってくれた。

「お礼をいわないと、気がすまなかったんです。ほんとうに、ありがとうございました。おかげさまです」

わたしはもう一回、深々と頭をさげ、指でペンをもつジェスチャーをしてみせたものである。彼はわたしをイスにすわらせ、

「元気になられたのだから、詳しく説明しましょう」と前おきして語った。
――ウツ病、ウツ状態、抑ウツ、抑ウツ状態、あるいは抑ウツ神経症など、医師たちはさまざまなことばをつかいます。私はあなたに、わかりやすく理解してもらうために「ウツ病」ということばをつかいましたが、じっさいは、あなたの場合は「抑ウツ状態」が正確な診断名です。なぜなら、洗濯や掃除はちゃんとやり、入浴も毎日、ただ、仕事だけができなかった。できないことは仕事だけというのは、診断を構成する重要なエレメントのひとつなんです。「真性のウツ病」は、仕事のまえに、まず、ふつうの日常生活が困難になるのです――

前述の、いくつもの病名は、症状が酷似、あるいは同一といっても過言ではないという。したがって本書では、わたし自身に関しては、「ウツ病」と総称します。「日常生活が困難になる」ということばの意味については、想像すらできないので、このまま、保留にさせてください。

そののちも、現在まで、頻度としては年に一回くらいの割合で、ウツ病が顔をだしてくる。発病→治療→完治の三ステップは、すっかりなじみのものになった。ウツ病はわたしの持病のひとつであり、いいかえると、わたしはウツ病のヴェテラン患者といえる。
精神病・精神科・神経科・心療内科・精神病院・閉鎖病棟・開放病棟・カウンセラー・

精神科医などは、わたしの生活のなかにいつもある名称と化した。

はじめての発症以降、再発をくりかえしながら十余年がすぎた。その歳月のなかで、多種多様な心の病をもったひとたちや、そのご家族とご縁ができた。また、そのご縁によって、精神科医たちそれぞれの診療内容を見聞きするようになった。たくさんの実例を知っていくうちに、おなじ数だけの哀しみや怒りが、わたしの胸のなかにたまりこんでいった。

なるほど。精神疾患には、「治る病」と「治らない病」があるらしい。よし、それは了解した。しかしついでのごとく、わたしは知りたくないことも知ってしまったのだった。精神科医には、「治せる医師」と、「治せない医師」が、いることを。

その差は患者にとっては、天国と地獄ほどの絶望的な差であった。

また、精神科医のなかの一部だろうが、こんなことをするひとがいる。

自分の家族が精神疾患を得た場合、適切な薬剤をアメリカやフランスから個人輸入をして治療をおこなう。彼は知っているのだ、日本の薬剤が効かないことを。彼がヴェテランの医師だからこそ、適切な薬剤を入手して正しい治療をおこなうのである。

ところで、一方のわたしたち大衆は、精神科において、いったいなにを投薬されているのだろうか。

治せもしないまま、十年、二十年という単位で患者を囲いこむ病院、そして医師。

薬学をちゃんと学んでいないくせに、知ったかぶりをして、根拠のあいまいな薬剤を平然と患者に投与する医師（患者虐待である）。患者の症状を深刻化させて悪びれない医師。

薬剤の副作用で苦しむ患者に、手をこまねいているだけの医師。

精神科医たちの話をきいていると、ときとして、こんな会話が交わされる。

「ぼくは病棟をふくめて二百人」

「うちは外来だけだけど、週に百二、三十人くらいかな」

自分が受けもつ患者の数を競いあっているのである。当人たちは自慢話のつもりなのだろうが、わたしは「つまり、医者が治せない患者《あなた》の数ね」と皮肉をいってみたくなる。

二〇〇一年十二月現在、日本の病院の総ベッド数・百六十万床のうち、なんと精神科だけで全体の二十三%・三十六万床がうまっている。のこり七十七%のベッドを、精神科以外のすべての科がわけあっているのが現状である。なぜだろうか。（二〇〇四年二月現在、政府の政策執行により、総ベッド数約百六十万、うち精神科は約三十五万床で二十二%）

たとえば外科医、内科医などには「治せたか、どうか」と、点数がつけられる、失礼だが。

しかし精神科医にだけは、点数がつかない。なぜだろうか。

「治す能力のない医師」にとっては、まことに便利なことばが用意されているのである。

——現代の医学では、治らないんですよ。

そう宣告された患者が、他の有能な医師によって改善あるいは治癒をみた実例はいくらでもあるのである。現代医学では治らないのではなくて、医師当人に治す能力がないだけのことなのだ。こんな無能な医師が大手をふって闊歩《かっぽ》しているのが現実である。現代では、そうとう悪性の疾患でも、かなりのレベルまで改善がみこめると断言する医師も一方いることに、すくわれるのだが。

精神病について、高度な知識や高度な治療技術をもたぬまま、専門家面している医師たちは、いったいなんのために存在しているのだろうか。治るべき患者を治せないこれらの医師たちから、わたしは「精神科医という名のプロの危うさ」を感じとった。彼らはなぜ存在しつづけるのだろうか、患者とその家族の人生を丸ごと潰《つぶ》しながら。

精神医学というのは、真に、学問といえる科学性を有しているものなのだろうか。

# 由布さんの薬箱

知絵《ちえ》はわたしの若い友だちだ。勤続九年のキャリアウーマン。三十一歳。わたしとの付きあいは五、六年といったところである。

「あのさァ」

持参した手作りのお総菜をお皿にうつしながら、彼女はとりとめのない話をする。手があくと、わたしの肩をもんだりもしてくれる。現在のわたしの仕事部屋は真南をむいており、外は北風がうなり声をあげているのに、この部屋の床にはぽっかりと力強い陽だまりが浮きあがっていた。

「こんど、由布《ゆう》（仮名）をここにつれてきていい」

由布さんの名は何回もきかされていた。知絵の高校時代の同級生で、「最高に尊敬している親友」だ。どこが尊敬できるのかと問うと、「第一にインテリでしょ、医学部卒だし。第二に感受性がするどい、第三にひとの気持ちがだれよりも深く理解できる」から。ふたりの付きあいは十五年間におよび、たがいの家に泊まりこむくらい肉親化している仲だそうである。

「シモダさんに会いたがってるのよ」

知絵はわたしに由布さんのことを話すように、由布さんにもわたしのことを話しているのだろう。

「ここにくるのはかまわないけど、由布さんの負担になっちゃうかもしれないじゃない。由布さん自身が、都合のよい日時と場所をきめたらいいよ。わたしがそれにしたがうから」

こちらが由布さん中心に考えるのは、彼女が精神科と縁がきれない生活をおくっていることを、知絵からさんざんきかされているからである。知った以上は、由布さんがおだやかな心境をたもつために、一歩こちらが譲って対応したほうがよろしい。

由布さんは、複数の精神科医から「非定形型の分裂病」「躁鬱《そううつ》病」「強迫障害」など三種の診断名がつけられているそうだ。しかし当人は不服の由。医師によって診断名が異なる点と、「神経症」「摂食障害」「パニック障害」があることを無視された点について憤慨しているという。

数日おいて、知絵から連絡がきた。

由布さんの望んだ日にちは五日後の夜六時、場所は都心にあるホテル内のティーサロンである。そのホテルは、わたしの住まいからは小一時間ほどの距離だ。

わたしは朝型の生活をしており、夕刻にはすっかり体力が消耗しているので夜の待ち合わせは苦手である。明るいうちに外出しているとき、ついでに盛り場にくりだすことはあるが、そのような「ついで」でなくあらためて夕刻に外出することはふつうはしない。でも、(ま、今回だけだから)と思いかえす。

当日。更年期障害のただなかにある疲れやすいわが体力保持のために、わたしは午前中だけ仕事をして、お昼にやめた。六時に集合ならば、まず夕食をとってそののちカラオケにでもいくのだろう。それがわたしと知絵が遊ぶときのパターンだった。帰宅はかならず深夜になる。

夕刻、四時になったとき、わたしは外出のしたくをはじめた。そして四時三十分、すこし早めだったが家をでようとした。玄関のノブに手をかけたまさにそのとき、電話が鳴った。

「ごめんごめん。約束はキャンセルにして。由布がね、美容院の予約がとれないんだって」

知絵はあわただしくいうと、電話をきってしまった。

家をでるまえでよかった。家をでて駅まで歩き、長い階段を昇り降りしながら地下鉄にのったり、という行為をするまえでよかった。そんな疲労をひきうけて、都心にでてからドタキャンされたら、目もあてられないもの。

それにしても、会う約束のある日になぜ美容院の予約をするのだろうか。もしわたしと会うためにヘアメークをしたかったのなら、予約とは前日までにしておくものではないのか。美容院の予約がとれないことが、自分がきめて日時指定までした約束をやぶる理由になるとは常識的ではない。

次の約束があらためてかわされた。日時も場所も由布さんの指定による。日にちは七日後、時刻も場所も前回とおなじ。電話してきた知絵にわたしはいった。

「一回目の約束をやぶったから、気があせってるんじゃない？　わたしのほうには気兼ねしないで、もうすこし日をあけたらどうなの」

知絵は不満げに口をとがらせた。受話器のむこうから、それがありありと伝わった。

「なんでよ。由布がそうきめたら合わせるっていってくれたでしょ」

しかしこの二回目の約束も由布さんはやぶるのである。

「本屋さんにいかなくちゃならないから」という理由だった。ただしこのときは、前日に知絵から連絡があった。一回目の約束反故《ほご》と同様、今回の理由もわたしには不可解である。

由布さん指定の三回目の約束は、またまたキャンセルされた。その理由は「薬学の勉強中」だから。知絵から当日の朝がたに連絡をうけた。

（あ、分裂《わか》れちゃったのかもしれない）

三回の経験で察知された。由布さんは、みずから、たたみこむようにせがんだ約束を、結局はその都度やぶってのけている。本来は統合しているはずの連想機能が、ある一部分だけ本体から枝分れしてしまう。その結果、当人がおこす行動や発言が第三者の目には奇異に映る。わたしは素人ながら、精神の失調状態をこのように理解している。

たとえば分裂疾患のある男性が、妻に「飯のしたく」をたのんだとしよう。妻は手早くしたくをととのえて夫を食卓によぼうとしたら、当人は素っ裸になって庭先にたたずんでいた。これは妻には理解しがたいが、当人にはちゃんと理屈がある。彼は「飯のしたくをしてもらい、食べおわったらすぐフロに入り、庭で涼もう」と整合した考えをもっていたのである。ところが実際の彼の行動は、「飯のしたく」から中途がすっぽ抜けていきなり「庭涼み」になってしまった。当人の考えかたのプロセスを、もしきくことが可能ならば、ちゃんと了解できるのである。

分裂のあるひとは、なにも二十四時間、三百六十五日ひっきりなしに症状におそわれているわけではない。なにもそのひとの全人格、全細胞が、昼となく夜となく分裂症状を呈しているのではないのだ。

知絵の目からみた由布さん評は、「失調状態は年に1/4くらいかな。3/4は正常」とのことだ。つまり健康な日々のほうが断然ながいのである。

症状のでていないときは、ちゃんと他人とのコミュニケーションもとれるし、学業も仕事もやりおおせているひとがたくさんいる。分裂疾患のあるひとの五割は、自立した生活をおくっている事実を黙殺してはいけない。

由布さんは、症状がおさまるのを時間をかけて待ってのち、あらためて会う約束をかわしたらいいのだと思う。彼女は一回目がだめになると、二回目は「一週間後」ときめてくる。その二回目のつぎもまた「一週間後」ときめてくる。それなのに「自分の都合のいい日時と場所」という約束が守れない。ちょっと急ぎすぎている感がある。

しかし、ひょっとしたら、わたしと会うこと自体が彼女のストレスになり、約束の日時がせまってきたときに分裂《わか》れてしまうのかもしれない。彼女自身が積極的に望んだ目的にむかって行動をおこすこと自体がストレスだとすると、こちらの気持ちは切なくなってくる。

知絵の話から推測すると、彼女はおそらくわたしに語りたくてたまらないのである、「精神病とは」と。あるいは医学部卒の人間として、素人のわたしにおしえたいのだろう。

精神疾患は特殊な病気ではない。

精神病は年齢、性別、家族構成、生育歴、社会的位置などにかかわらず、全人類のどんなひとでも罹病《りびょう》する病気である。ガンや高血圧や心臓病、あるいはアレルギー症状や風邪とおなじである。これら一般の病気にたいしては、だれもがいたわりや仲間意識を感じるのに、こと精神病にたいしては、真摯《しんし》に共感する敬意がはらわれていない。

「こわい」

「気味がわるい」

といったあたりがおおかたの見方であろう。「だれでもかかる」と正しい知識をもてば、「自分もかかる」「家族もかかる」と理解できるのだが。

しかも、分裂病は百人にひとりが発病する病気である。風邪とおなじく、きわめてポピュラーな病気といえる。人間が百人いれば風邪ひきがひとりくらいはいるものでしょう。

躁鬱病も百人にひとり、強迫性障害は百人に五〜十人、神経症性不安状態にあるひとは百人のうち五人（Marks and Lader・一九七三）、気分がウツ的に変調している状態（精神病に分類されるウツと神経症レベルのウツは、専門家でも区別がつかない）にあるひとも百人に五人。つまり、これら精神失調状態にあるひとの総数は約二十人、百人につき二十人である。

「うちにはそんな血統はない」

こんなことをかならずいいはるひとがいるものだが、なに、ただ知らないだけでしょう。

自分をはさんで上下三代の血縁と、周囲の友人知人をできるだけ思いうかべてみればわかりやすいだろう。疾患のあるひとが、かならずひとりはいるにちがいない。わたしたちは、だれひとりとして、精神疾患とは無縁ではありえないのである。だれひとり無縁ではないと、すべてのひとが自覚する日がくることを、わたしは渇望してやまない。

百人のうち二十人という数値は、人口の二割を意味する。もしこの二割が結集したら、社会のなかで、最大与党となろう。のこり八割は、ばらばらでまとまりはしない。してみると、もはや精神疾患のある人間は特殊な人間ではないといえないだろうか。

三回も約束をやぶった由布さんの心象風景をみてみよう。

一回目——美容院。

由布さんは当日の午後二時になってから、美容院にカットの予約の電話をした。なぜ朝いちばんに予約しなかったのか。そろそろ二時をまわるころになって、なぜか「急に、のびた髪が猛烈に気になった」とのこと。しかし美容院のほうは、その日は予約が満杯だったのだ。ならばせめて、それがわかった二時の時点で、すばやく知絵に連絡をするべきではなかったのか。

「もしかしたら予約のキャンセルがあるかもしれない」と期待したからだという。「その美容院はしょっちゅうキャンセルがでる」という事情もあった。

それではなぜ「待ち合わせのある日」に、なにがなんでも、時間（一〜二時間）のかかるカットをしなければならぬのか。彼女は厳然たる態度で思索したのである。

「だらしのないヘアのまま、初対面のひとに会うなんて失礼である」と。

二回目——本屋さん。

シモダさんに会うまえに、ぜひ著作の一冊を読みたいと思いついた。それをせずに会うのは、マナーにかける。では、書店に午前中のはやい時刻にいこう、そしてすぐ読みはじめれば夕刻には読了できる、となぜ考えなかったのか。その問いかけには、「近所の本屋さんにはないかもしれないと不安になったので、電車にのって大型書店にいく必要があった」。しかしそのまえには入浴したりメークしたり着替えたりしなければならない。それをしているうちに時間ぎれになってしまった。

三回目——薬学の勉強中。

「ぜひシモダさんに、薬剤について知ってほしかった」。だから手持ちの薬学の本をひらいて勉強を開始した。ところが勉強をはじめたら、自分の知識が思いがけなくあさかった。焦燥におそわれ、つい必死になって勉強に熱中してしまった。せっかく出向いてくれるシモダさんにたいして、「精神病を知ってほしい」と同時に、「薬のもつ効果や副作用をおしえる」ことも大事だと思った。会うからには、「知らないことを知ってよかった」と思ってもらわないと、「シモダさんにわるい」気がした。

以上は、あいまあいまに「ごめん」「ごめ～ん」と連発しながら知絵が代弁した内容である。由布さんの思考の軌跡をきくと、ちっとも理解困難ではない。ぜんぶ了解できる。ただし「他者との約束をやぶる行為」にたいしての、彼女の楽観ぶりは気にかかる。

由布さんは断固とした調子で、知絵にいったそうだ。

「わたしが完璧《かんぺき》主義者だって、知ってるでしょう」

知絵はわたしに、なおも平謝りだった。

「由布はいまでも、話をきいてほしくてしょうがないの。会ってあげて。たのむよぅ」

何回も約束をやぶりながら、なおあきらめない由布さんの心情が、なんとなくいじらしくなってくる。「自分のことをわかってほしい」という欲求が、相当たかまっているのだろう。通院中、あるいは入院中の患者にとって、その欲求をみたしてくれる相手としては、自分の主治医くらいしかいないのが哀しい現実である。由布さんは、自分の欲求をみたしてくれる主治医やカウンセラーに恵まれていないと想像された。

また、ここは知絵の顔をたてるいちばんでもある。わたしは四回目の約束を了承した。

由布さんの都合のいい日時、そしてお気にいりのティーサロンで、約束は遂行される。北風が肌をさす時期をおえて、街路樹の幹に芽吹いたちいさな早緑色がまるでテントウ虫のうごめきにみえる日和がつづいている、ある日の夕暮れである。

知絵を引きつれて、由布さんは陽気な笑顔でわたしのまえにあらわれた。

なんて美しい女性だろう。わたしは息をのんだ。たいへんな美貌《びぼう》の持ち主である。自然なかげりをなげている深い二重まぶた、笑うと盛りあがる豊かな頰、そこからすんと細くとんがる形のよいアゴ。その顔型にベリーショートのヘアがぴったり似合っていた。服装のセンスも今風だ。モデルやタレントなど、容姿が武器になる職業についていそうな華やかな雰囲気がにじんでいた。彼女が美しい女性でよかった。精神疾患のあるひとがきわめて生きにくい世のなかでは、不美人よりは美人のほうが生きやすいだろうから。あら、これって一種のサベツかな。

また、なんとなく安心できたのは、彼女のプロポーションがよかったことである。十年以上も向精神薬を大量服用（一日量が二、三十錠や四十錠ほども）した結果、腰のあたりがイチジク状に醜く変形してしまった女性を、わたしは何人もみている。由布さんのこの体型ならば、薬剤の長期間大量服用はないとみえる。

「きれいなひとに会うには大変な努力が必要なわけね。三回も約束をやぶられてもしかたないのね」

わたしはわざと突っこみをいれた。

「すいませ〜ん」

ははは、とあけっぴろげに笑い声をあげながら、由布さんはおどけたしぐさで肩をすくめてみせた。

「だけどね、由布さん」

わたしはなおも突っこんでゆく。

「約束をやぶるのは感心しないわよ」

アカの他人だったら、こんなことはいわないだろう。だが由布さんは、わたしの友だちである知絵の親友なのだ。知絵の親友ならば、大切にしたいもの。今後も付きあいがつづくのだろうから、わたしと彼女のあいだにも信頼関係は必要である。だからいうべきことはいう。

「わあ、いわれちゃった」

由布さんはわるびれる風もなく、

「知絵からきいていたの、シモダさんははっきりものをいうひとだって。うれしいわァ、わたしに手加減しないわけだから。手加減されるのって、きらいなの」

約束をやぶったのは、わたしがわるい。どうもすいません。わたしは完璧主義者だから、シモダさんに会うには会うなりの準備を完璧にしたかったの。美容院も本屋さんも薬学の勉強も、そういうつもりだった。きょうは完璧なの。わたしね、最近どうもひととの約束を守れなくなった。そうなんです、最近の現象。強迫観念がたかまってきてるみたいなんです。約束をはたすまえの段階で、心がもつれちゃう。心がころびそうになってる。でももう大丈夫なんだ、わたし独自の精神安定法をあみだしたから。これからは約束はちゃんと守ります。ごめんなさい。

ペコリと頭をさげたそのしぐさが、なんとも愛らしかった。

「いまのわたしはね、ヤク中のプロ街道を驀進《ばくしん》中なんですよ」

由布さんは正直な告白をしながら、わざと眉《まゆ》をひそめ唇をへの字にまげてみせた。笑い声がはじけた。サービス精神の旺盛《おうせい》な女の子である。

女性三人のにぎやかな食事がはじまった。

「ヤク中って、薬物中毒という意味ね。大量の薬剤を乱脈服用してるわけ」

「なるほど、乱脈服用といういいかたがあるんだ。ただのヤク中なんだけど」

彼女はどこまでも三枚目を演じて笑いをさそってくる。そうしながら、知絵のグラスにワインをみたしたり、おしぼりを使いやすいようにわたしの手元に押しやってくれたり、ウエイトレスがくると「ありがとう」とかならずいって器を置きやすくするために周囲をあける。わたしがちょっと目をつむったら「酔ったのね」といいながら、バッグからアロエの粉末をとりだして飲ませてくれる。始終まわりに気をつかい、やさしさをふりまいているのだ。なんのことはない、わたしは、かばうつもりがかばわれているのである。

ある中堅の精神科医がしみじみと述懐していたものである。

「患者さんはやさしい。こちらの顔色がわるいと、自分をさておいて涙をうかべんばかりに心配してくれるんです。自分自身が病気なのに。頭がさがりますね。礼儀ただしいし、謙虚だし、他人にきめこまやかな気配りをするし……患者さんって、いとしい」

身体の病気も心の病も、当人がいちばん苦しいものである。苦しいまま、つらいまま生きている自分のことはさておいて、他者へのやさしい気づかいを惜しまない人々。わたしはそういうものに慣れてしまうことができない。一種、ひれ伏すような感慨にとらわれてしまう。あわせて、これほど飛びっきりのやさしさをもっているんじゃ、こんな荒っぽい世のなかには適応できないよなァ、とへんに合点もしてしまう。

「由布さんがはじめて精神科を受診したのは、いつごろなの」

「二十六歳のとき。いまから五年くらいまえ」

あ、投薬歴がみじかいんだ。だから体型がかわってないんだ。よかった。

「母と相談してね、いよいよ受診するか、と（爆笑）。母の考えかたはこうなんです。『病院の門をくぐるとその時点で病人にされる。病院にいかなければ病人というレッテルは貼られない。不完全ながら社会に適応できてるんだから、レッテル貼りはごめんだ。由布は性格がちょっと変わってるだけ』。親もわたしの夫もそういう考えなんです。でもあのころ、二十六歳のとき、状態がとてもわるくて、いよいよ医者の出番だとわたしは考えた。だってわたしが発症したのは、三歳のときなんですよ。通院歴は五年でも病歴は二十八年間にもわたる（笑）。病院ガイドブックをめくってみたら、うちから近いところに精神科でわりと有名な病院があったわけ」

「……三歳のとき」

「まだ赤ちゃんだった妹に、異常ないじめかたをしたのが三歳。いまでも妹に会うたび、あやまるくらい、ひどいことをしたんですよぉ。妹はおぼえてないから、あやまらなくていいんだけど、あやまらないと気がおさまらない。だってひどすぎるんだもの」

彼女は両手を上下にばたばたふって、情けなさそうな表情をつくってみせた。

「どんなひどいこと」

「だめ、それは内緒。ヒミツです」

彼女はひょいと眼をふせた。恥ずかしそうな風情が一瞬よぎる。

「精神科にいって、初診の経験はどうでした」

彼女は用意周到、持参した日記帳をめくりながら、熱心に語りはじめた。

わたしの正確な病名は精神分裂病です。現在はそれをちゃんと認識しています。

初診の医者は、もう、最悪ッ。J病院のY田医師。あんなひどい医者はみたことない。

そののち何人も医者にかかったけど、あれほど脳ミソたりないのには出会ったことがない。

「幻聴と幻視がある」と訴えているのに、

「気のせいじゃないの」

「ストレスですよ」

なんて、けんもほろろ。精神科医の診療は、患者の訴えに耳をかたむけることが第一歩でしょ、患者が語るエピソードだけが診察の根拠になる。だから初診はふつうは一時間くらいかけるものなんですよ。だけどY田の態度ときたら、めんどくさそうでめんどくさそうで、それがありありとわかるんだよね。出勤さえすれば給料もらえるという、サラリーマン根性むきだしの奴。やる気がぜんぜんない。態度がだらだらしている。わたしは自分自身の根本的な問題について、たずねてみたかった。幻覚についてだけでも、おしえてほしかった。

TVのなかからこわい男が飛びだしてくるんです、そしてわたしを襲おうとするの。自分では「これは幻覚だ」とわかるんです。わかっているんだけど、きゃあ〜ッと悲鳴あげてる。ほんとうにこわいんだもの。はい。これは幻覚にすぎない、妄想なのだ、と自分でわかっている。でも、こわいんだよね。「妄想だとわかっているのに恐怖感がわくのはなぜですか」と質問したかった。だけど質問できないんですよ、Y田ったら、気がそぞろなんだもの。それがありありとわかったから。

Y田は診察をさっさと切りあげたいみたいだった。最悪の医者だったわ、初体験の精神科医としては。そのくせ、生意気にもめちゃくちゃなことというんですよ。

「母親のしつけがわるいんだよ」

とか、

「性格がワガママにできてるんでしょ」

なんて、むかつくことをいい張るんですよ。ほんと、むかついた。

そして、あげくのはてには、

「よく、ご主人に結婚してもらえたね」

よくぞよくぞ、いってくれたと思いましたよ。あの当時は、「もしこの路地から自転車が飛びだしてきたらどうしよう」、「このホームでもしパニック発作がおきたら転落しちゃう」など、いつでもいつでも恐《お》れおののいていて、家からでられないほどの不安症状にみまわれていたのに。その感情を圧し殺してやっと病院にいったんですよ。

「よく結婚してもらえた」ということばは、傷つきはてている身にずしりとこたえた……川におちた犬をなお棒きれで叩《たた》くような仕打ちだった。くやしかったァ。あんないいかた、絶対に許せない。デリカシーがないというか、鈍感というか、「これでも医者か」と思って、わたし、泣きだしちゃってねェ。わァわァ泣きながら食ってかかってやった。

「わたしのことをなんにも知らないくせに、よくそんなことがいえますねッ」

もう、心がズタズタですよ、こっちは。あんなのがいまでも「私は精神科医です」と看板かかげてるんだから、めっちゃ腹たつ。勇敢？　あ、そうですね。ふつうは医者には文句はいえない。だまって病院を替えるだけ（笑）。でもあの医者には、気が狂いそうなほど怒りがわいた。

いいえ。分裂病という診断はくださなかった。医者によっては、当人に「分裂病」と告げないひとがいるんだよね。患者にショックを与えないためらしいんだけど、わたしはそういう考えかたはきらい。神さまじゃあるまいし、医者だけの秘密にしてどうするつもり。なんで他人である医者に、こちらの人生の全権をにぎられなきゃならないの、責任とれないくせに。ちゃんと病名を告げて、主治医と患者が協力して闘病にあたるのが医療というものでしょう。かくすなんて不遜《ふそん》だよ、かえって患者の将来をくるわせちゃう。

Y田の場合は、かくしているんでなくて、ほんとうに診断ができない、とわたしは見抜いた。診断できる能力がないと見抜いた。DSM（米国精神医学会による『精神疾患の分類と診断の手引』）さえ読んでないね、きっと。つかえない奴なんだよ、診断能力そのものがないんだからさ。ずっとあとになって調べてみたら、あいつの処方箋《せん》はめちゃめちゃだったもの。わたしの目は正確だった（笑）。

それでもいちおう、「分裂病なんでしょう」と水をむけてみたんだけどね。はい、どうもわたし自身はそう感じていた。だって、症状があまりにも多様だったから（笑）。

分裂ではないといったその口で、Y田ときたら、「治療方法としては、即刻入院か通院投薬」なんてほざくんですよ。保険点数あげようとしてるのがみえみえで、サラリーマンとしてがんばらなくっちゃという感じだった（笑）。もちろん、こんな医者の命令なんかに、わたしは絶対にしたがわない。だいたい、母親のしつけや性格のワガママが、入院や投薬で治るなんて、いったいどこの学者さまの論理？（爆笑）。ばっかみたい。だから、「入院もしないし、薬ものまない。カウンセリングをうけたい」と提案したの。うん、そのころは、自分に必要なのはカウンセリングだと、漠然と考えてたから。

それで、週一回カウンセリングをうけるようになりました。そうです、J病院に常勤しているカウンセラー。そして結局ね、カウンセラーに説得されちゃうんですよ、投薬を。あくまでも主治医はY田だから、カウンセラーに指示したんでしょうね。で、Y田の処方薬をのむようになった。いやみはいっといたけど。

「これをのんだら、わたしのワガママが治るんですね。親のしつけの薬のほうは、のむのはわたし？　それとも母親にのませますか？」

きちんと詰めといた（笑）。Y田は口をもごもごさせて黙りこんでましたね。そのころのわたしは、いまみたいに薬剤そのものを信用してなかったんです。

投薬とカウンセリングの二種の治療を、ちゃんとうけはじめた。それなのに、症状がちっともよくならないんですよね。カウンセリングには、わたしはそれなりに期待をもっていたの。症状がかるくなったり消えたりするはずだと。薬にも、のむようになってからは期待した。それなのに治療をうけているのに、幻覚（幻視や幻聴）のおきる回数がじわじわとふえていくんだよね。

そのうえに過呼吸を頻繁におこすようになって、心臓が破裂しそうなほど動悸《どうき》がするし頭痛もひどくなった。ほかには、神経性腸炎にもかかるし、わたしの身体はまるで病気のデパートみたいになっちゃった。医者にかかるまえは、こんなにひどくはなかったのに。ぜんぶ、薬の副作用だったんですよ。これがきっかけとなって、薬学の勉強をはじめたんですよ。それでY田の薬学の無知ぶりがばれた。

そのうちとうとう極度の対人恐怖症まで発症しちゃったんです。カウンセラーに会いにいくこともできなくなっちゃった。会うと考えるだけで、膝《ひざ》ががくがく震えだす。唇も指先も、身体じゅうが、ぷるぷる、ぷるぷると。

医者やカウンセラーにかかっているのに、症状が増悪《ぞうあく》（いっそう悪くなること）していくなんて、あのひとたちはなんのために存在してるんでしょうか。

こちらは家のなかから一歩もでられない状態になっちゃったから、Y田の治療も自然消滅。靴を一回もはかない生活がその後一年半くらいつづきました。日常生活は、近くに住んでいる母がほとんど毎日きてたすけてくれたんです。

ほかには……。

たとえば、この知絵とふたりで料理のカタログをみているとき、ふいにひとのざわめきがきこえたりする症状かな。ひとつひとつの声がはっきりきこえるの。わたしを鋭く責める声。

「どうしておまえだけが、その料理が作れないのか」

「おまえはなんにもできないやつだ」

そういうのがはっきりきこえるから、だんだん怒りがわいてくる。この怒りが激しいんだ、わたしの場合。自分の顔が引きつってくるのがわかるくらい。知絵に「そばによらないでッ」とどなっちゃった。そういうのには慣れているはずなのに、知絵はあとずさりしてたね、あのときだけは……。自分の料理ベタのコンプレックスを、カタログのなかにひそんでいる何者かから強く非難されたという感覚なんですね。ほんとうはそいつをどなりつけてるつもりなんだけど、現実にはそこにいるのは彼女ひとりでしょう。でも、知絵はね、

「由布。分裂《わか》れちゃったよ、分裂れちゃったよ」

静かな口調でさとしてくれるんですよ、心配と愛情がみちみちた表情になって。ずっと抱きしめててくれる。はい、とてもよくわかってくれる。高校時代からの親友なんだけど、世界一わたしのことを理解している。知絵の存在は、わたしの孤独を強力に救ってくれてると思う。

精神病のひとって、孤独なんですよ、親きょうだいにもなかなか理解してもらえないし。わたしには理解してくれるひとが、知絵ともうひとりいてくれて、恵まれている。深く理解して、心から受容してくれる人間がたったひとりいてくれるだけで、精神病のひとは生きていけるんですよ。ふたりもいたら、よけいに生きやすい。

夫ですかァ？　う〜ん、彼の理解は幼稚園児なみ（大笑い）。知絵の受容能力のほうが、圧倒的にたかい。

いまあらためて思いおこしてみると、J病院のY田医師はだめだったけどカウンセラーはまあまあだったんだよね。デキは良くはないけど、わるくはないレベル。そうですよ、カウンセラーにも役にたたない奴が多い。いままで何人ものカウンセラーと会ったけど、わたしの話にパニクッちゃうカウンセラーもいた（笑）。医者の世界とおなじで、デキ、

フデキがあるんですよ。

投薬とカウンセリングの併用中に、症状の増悪がすすんだ理由ねェ……う～ん、両者とも単に能力がないだけじゃないの（爆笑）。診断能力も、治療中の経過観察の能力もないとしかいえない。どんな業界でもそうでしょう。うんと仕事ができるひとや、ふつうのひと、まるでつかえないひともいる。

医療界もつくづくおんなじだねえ。精神科も、軽快《けいかい》（症状がやや改善されるも社会生活は困難）や寛解《かんかい》（症状がほとんど消失してその状態が保たれるが再発の可能性がのこる）、完治をめざして治療効果をあげる医者もいれば、患者を虫ケラあつかいする医者もいる。Y田なんぞは、そもそも精神病についてなんにもわかってない、ただのサラリーマン。口のききかたすら知らないんだもの。あれでもオイシャサマとサマがつく（ひとしきりみんなで笑う）。

えッ、そうみえますか。ありがとう。知識はすこしあるだけです、すこしだけ（照れている）。医師の国家試験のときは状態が最悪で、受験することができなかったんです。でもいちおう医学部で得た学力は保持したいので勉強はつづけています。自分の病気については、もちろん医者より熱心に緻密《ちみつ》に学んでいるつもりです。

## 由布さんの語る生育歴

生まれてはじめて恐怖を感じたのは、小学校の一年のとき。まだ六歳だった。

父が、母とわたしたち子どもを捨てようとしたの。好きになった女性のところに逃げようとしたんだ……わたしは父親っ子だったから、父に捨てられること自体が理解できない。意味がわからない。ただ、ひとりぼっちにされるんだ、という認識だった。それがこわかった。孤独というものが、やみくもにこわかった。

そのころは押し入れのなかに入ってよく泣いてたわ。泣きたくなると押し入れに入りたくなる。押し入れのなかって、目が慣れてくると薄ぼんやりと明るいんです。それが好きだったみたい。父がいなくなることを想像すると、悲しいとか寂しいというレベルの感情ではないの。もっともっと根源的な恐怖なの、生命体として抹消されるような危機的な感じだった。真っ暗な深い穴を、こわごわ覗《のぞ》きこんでいる小ちゃな背なかが、うしろからドンッとおされ突き落とされるみたいな恐怖心、といえばわかりますか。ああ、じれったい。うまく説明できない。とにかく、おびえきっていたの。心がおどおどしてた。もしかしたら、生まれてはじめて味わった恐怖感そのものがこわかったのかもしれない。幼い自我が、それに対処できなかったんでしょうね。

その恐怖心がうわあ！　と襲ってくると、なんにもわからなくなっちゃうの。ただただ、涙をこぼしているだけ。それが、三日に一回とか、一週間に一回、あるいは、日に何回も、というときもあった。

　父がいなければ生きていけない、自殺しようとはじめて考えたのも、このころだと思う。一年くらいのあいだ、自殺の方法ばっかり考えてた。電車に飛びこむとか、舌をかむとか。舌はかんだことがあるんです。しばらくのあいだ、舌に傷がのこってた。結局は父は家庭にとどまってくれたんだけど、父のいない人生など想像するだけで鳥肌がぴんぴん立っちゃう、いまでも。とても父が好きなんです、大好きなんです。現在は両親はうまくいってるみたい。そのころは不仲だったんだろうねェ、子どもに苦労かけるんだから(笑)。

　母は激しいところがある性格。わたしも激しいでしょ、わかるでしょう。そのわたしが、ついひるんじゃうことがあるくらい、母は激しいの。だけどね、彼女は根本的には善人なんですよ。邪心がないもの。まわりでだれひとり、母をわるくいうひとがいないのよ。母の母たるゆえん、つまり、母の固くて太い背骨が、わたしは好きなんだと思う。善良という字でできている背骨。いまもわたしの状態がわるいときは、毎日でもきてくれるんですよ。献身的で神々しいくらい。

　高校生のとき、自分の意思でない処女喪失体験をしたんです。レイプですね。

　そのときは、自分を殺す、自殺のことだけど、それを考えたことのある自分が、その理不尽な体験によって、他人を殺すことをはじめて本気で考えだした。どんなに時間がたっても、その男はゆるさない。もし偶然そいつに会ったら、わたし、ほんとうに殺しちゃうんじゃないかな。もし運転中に見つけたら、そいつ目指してアクセルを思いっきり踏んじゃう。どんなに憎んでも憎みたりない、死をもってつぐなわせなきゃ。

わたしさァ、血をみるのが好きなのよね。だからそいつをナイフで切りきざんでみたい。そんな夢をときどきみるの。指の先っちょから一センチずつ一センチずつ、肉と骨を切りおとして、わたしの視界が真っ赤にそまったら、どんなに気持ちがいいだろう。ぞくぞくしちゃう。わたしがそいつを殺しても無罪だよ。刑法でどんなに罰せられても、わたしは無罪。ワッ、賛成してくれる？　うれしいッ。

このくやしい体験の直後から、潔癖症がはじまっちゃったの。この男のせいだよ絶対。とにかくね、見るもの触れるもの、ぜんぶがきたない。うん、見てるだけでもきたない。自分の網膜がよごれちゃう気がした。

バイキンが動いているのが肉眼にうつるんですよ。ひとつずつがチロチロうごめいているのがわかる。だから電車の吊《つ》り革はさわりもしない。そのくせ、アルコールのスプレーを吹きつけちゃう。見るだけで不潔感で死にそうになっちゃう。うん、スプレーをどこにでも持ち歩いていた。

手袋もいつも二枚はめてた。うん、なんにもさわれない。自分のペンケースや教科書・ノートも、まず、シュッとひと吹きしてから使ってた。学校でも家のなかでも、そんな状態。お皿も茶碗《ちゃわん》も消毒しないと食べられないの、きたなくて。

きれいなもの、つまりスプレーがいらないと思えるものは、クラスメートだけだった。

三人グループで仲がよかったんだよね、この知絵とわたしと珠緒《たまお》。このふたりだけは、ふしぎにきたなく感じないの。でも、彼女たちの持ち物はきたない（笑）。たとえば、カバン。片っ端からスプレーをかけちゃってた。

いま、ほんとうに感謝してる、このふたりには。そんなばかなことをするわたしを、「また、はじまった」という見方をして許容してくれたんだもの。わたしを仲間はずれにしようとしなかった。はい、いまでも付きあってる、珠緒とも。わたしはこのふたりだけには、いつかかならず恩返ししたい。ふたりとも気高《けだか》いのね、性格が。

じつは、「わたしはおかしいのではないか」と子どものころから薄々は感じてたのよ。だから潔癖症がはじまったときは、さすがに「おかしい。わたしは精神病じゃないか」と、どこか確信的に思ったよ。うん、確信的だったなァ。

潔癖症とほとんど同時にこんどは摂食障害もはじまっちゃった、すごいでしょ（笑）。過食ですもう取りみたいに太ったり、拒食で針金のようにやせたり、十五キロの肉がくっついたり離れたりするの、年に何回も。そうですね、だいたい二カ月くらいのサイクルかな。

摂食障害って、身体をそうとう痛めつけるんですよ。内臓という内臓はぜんぶやられちゃう。病院にいくと、朝九時から夕方の五時くらいまでかかってしまうんです。だって院内ハシゴなんだもん（笑）。生理が止まっているときは、婦人科にいき、それがすむと、つぎは胃と十二指腸の潰瘍《かいよう》のための内科、つぎには湿疹《しっしん》で皮膚科といった具合に。湿疹って、痛がゆいんですよ。かゆいのって、つらいんですよォ。ふふふ、そうですね、疲れましたよ。「病院にいくと、病気になっちゃうよ〜ッ」としょっちゅう叫んでた（爆笑）。

不潔恐怖症と摂食障害は、大学の三年生くらいまでつづきました。その後の三年ほどが、わたしの人生でいちばん精神が安定していた最高の時期だった。青春の楽しい思い出といったら、それしかないくらい。ええ、潔癖症も摂食障害もほとんど出現しなかった。

あのころ、なぜ安定していたのか。それを科学的に証明できれば、わたしは完治できるはずなんです。でもわたしには、その理論化はできない。精神科医にもできないと思うよ。もしできたら、日本じゅうの精神病患者がみんな治っちゃう。

どんな患者でも一生のうち、必ず『安定期』はあったはずなんだから、「なぜ安定したのか」とさかのぼって研究しなければだめなんですよ。それが証明できれば、治療方針がたつわけでしょう。患者を治癒にみちびける。でも現実には、生育歴や履歴をほじくってばっかりで、「なぜ発症したのか」しか関心もたないから、かくて、病院には精神病患者がたくさんあふれちゃう。精神分析なんか、いくらやってもだめなんですよ。あれは医者のオナニーですね、自分だけ納得してる（笑）。

結婚は、大学の卒業を待ってすぐ。わたしは医者になれなかったけれど、夫はちゃんと国家試験をとおった。そうです、勤務医。

結婚してから、わたしは本格的に発症したんだと考えているんです。

結婚生活そのものが、わたしには無理な気がする。夫という他人との共同生活が無理。

だって、妻として朝はやく起きて朝食のしたくをして、夫を送りだしてからは洗濯やそうじなど。そう、完璧《かんぺき》にやろうと思う。夫にアイロンのかかってない下着を着せたことがないもの。えッ、そんなにおどろくこと？

わたしは完璧主義をどこまでもつらぬくなあ。医者は「それがいけない」なんていうんだけど、ばかみたい。完璧でありたい、とふつうのひとは努力しながら生きてるものでしょう。医者みたいにいいかげんには生きられないわ、こちらはまじめなんだから（笑）。ちょっと話題がそれますが、いいですか。リストカットを何回もやって失敗するひとがいますね。わたしは自分の主義があるから、そんな愚かなことはしない。やるならきちんと一発で死んでみせる（大笑）。

徹底的に妻の役割はやってのけます、わたしは。だから疲れるんですよ、夫の話相手をするだけでも疲れる。あ、そうですね。そういいながら六、七年たってるわ、結婚生活。でも、離婚話はわたしのほうからは何回もしたよ。けど、彼の答えはいつもノーだけど。「なんにもしなくていいよ。家事もしなくていい。かわいい由布が家にいるだけでいいんだよ」

なんてすぐいう。ロリコンの気味があるわね、あれは（笑）。

朝おきて朝食をつくってという、彼に合わせる生活が、合わせなければならない生活そのものが、いまのわたしには苦痛になってる。生まれつき、結婚不適格な性格なのかもしれない。

夫は医師のせいか、精神病に少々の理解はあるんです。でも、知絵ほどではないよ。理解しようと努力はしてるんだけど、わたしの精神のコアは彼には絶対わからない。うん、やさしい面もある。ウッがひどいときは家事がなんにもできなくなるけど、ずっとそばについていてくれたり……いつだったか、「身体がこわばってるみたいだね」といって背なかをさすってくれたの。でもそれは、完全にわたしを理解して受容してるんじゃないことがわかる。『処置』をしてるにすぎないんだ。わたしは口にはださないけど、そういうとき、「こいつはやっぱりだめなんだなァ」としんみり思っちゃう。理解力はある。ないとはいえない。でもわたしの症状が悪化したときには、もてあましてるよ。こっちはそれを、びんびん感じとっちゃう。

あら、そういえば、夫に連れられてゲイバー遊びをするようになったことも、発症の原因のひとつになってるみたい。だって気がくるいそうなインパクトがあったもん、ゲイたちの美しさが。頭のてっぺんから足の爪先まで、気をつかいぬいてる。男なのに女性よりきれいなんて……まったく知らなかった世界だから、急激な価値観の転換にわたしの心が追いつけなかったのかもしれない。そのころから、パニック障害もおきるようになったんだよね。

あ、卒倒しちゃうんです、ほんとうに気を失って倒れてしまう。たとえばですか。う～ん、たとえば街なかを歩いていてショウウインドウに自分の顔が映ることがありますよね。そのとき、ここのところ（と眉間《みけん》をゆび差す）にシワを発見したんですよ。もう、びっくりしちゃって、そのまま気絶しちゃった。そうそう、通行人がたすけてくれた。それで気をとりもどした。そうですね、危険ですね。わたし、そのころまで、あの、笑わないでくださいね。容貌《ようぼう》に自信があったの、ばかみたいでしょ。シワを見つけたとき、その自信が完全に消失して、それでパニクッた。ニキビを見つけて卒倒したこともある。だって、ショックだもん。肌がきたないなんて耐えられない。肌って知的に対応できるものだから。きたない肌は知性がないからだと思う。いいすぎかな、そうか。肌に関心がないってこともあるか。

うんうん。そうなんです、それがパニック障害のはじまりなんで〜す（笑）。

夫があるとき、自分の病院から精神安定剤をもってきたんですよ。それ以降、わたしはひたすらヤク中街道を突っ走っていく運命になった。安定剤がすぐ効かなくなっちゃったの……常習したから。それで昼間から睡眠薬をのむようになったんです、はい、昼間から。睡眠薬をのんだことありますか？　あ、そうですか。のむと頭がぼうっとなるでしょう、だからたいていのことでは、悲しんだり驚いたり怒ったりしなくなる。感情の起伏自体が耐えられないつらさなの。頭を痴呆《ちほう》化しとけば、なにも感じないですむから、それが安定した精神状態。ううん、眠らない。がまんして目をひらいています。その睡眠薬もとうとう効かなくなっていって……そのときなんです、お医者に診てもらおうと覚悟したのは。

いいえ、夫はべつにすすめなかった。わたしにとっては深刻なんだけど、彼にとっては深刻な問題ではないみたいなの。毎日わたしが家にいさえすれば、顔さえ見えればいい、という単純思考の持ち主だからね。ま、それでわたしが救われてる面もあるんだけど。

ほかの症状？　パニック障害の？　わたし、髪の毛をひっこぬくの。ほら、こうやってひと房つかんで、一本ずつひっこぬく。一ヵ所を集中的にやるから、ハゲちゃうのよ。パチンコ玉くらいの大きさ。いくつかある、いま。見たい？（笑）。ううん、痛くない。ザツにぬくと痛いから、一本ずつ一本ずつていねいに抜くの。ていねいに抜けば痛くない。たんねんな手作業をしていると、気持ちがおちついてくるんです。ほんとうですよ。

薬剤についてですか。

いま現在のんでいるのは、コントミンとドグマチール。これはあくまでも公的な意味ですよ。

私的には（爆笑）主治医に無断で、いろいろのんでる。まず個人輸入したアドラフニールですね、それやエフェドリン、プロビジル、ホリゾン、リタリン、レキソタン、ワイパックスなど。わたしのほうが医者より薬学はくわしいからね、薬をそのときの状態にあわせて、いろいろ配合するんです。ええ、配合をするんです、わたしが。ふふッ。

うん、そう、セデスGです、これ。だいたい一時間に一包の割合で起きてるあいだじゅうのんでる。これ、安定剤として、わたしには抜群に効くんですよねえ。製薬会社だって知らないんじゃないの、こういう効能があることを（笑）。わたしのほうが各薬剤の同時服用の相互作用を知ってる。副作用の処し方も知ってる。自信ある。

たとえ薬を多用してでも、精神の安定はデッチアゲても創らなくちゃだめです。このあ

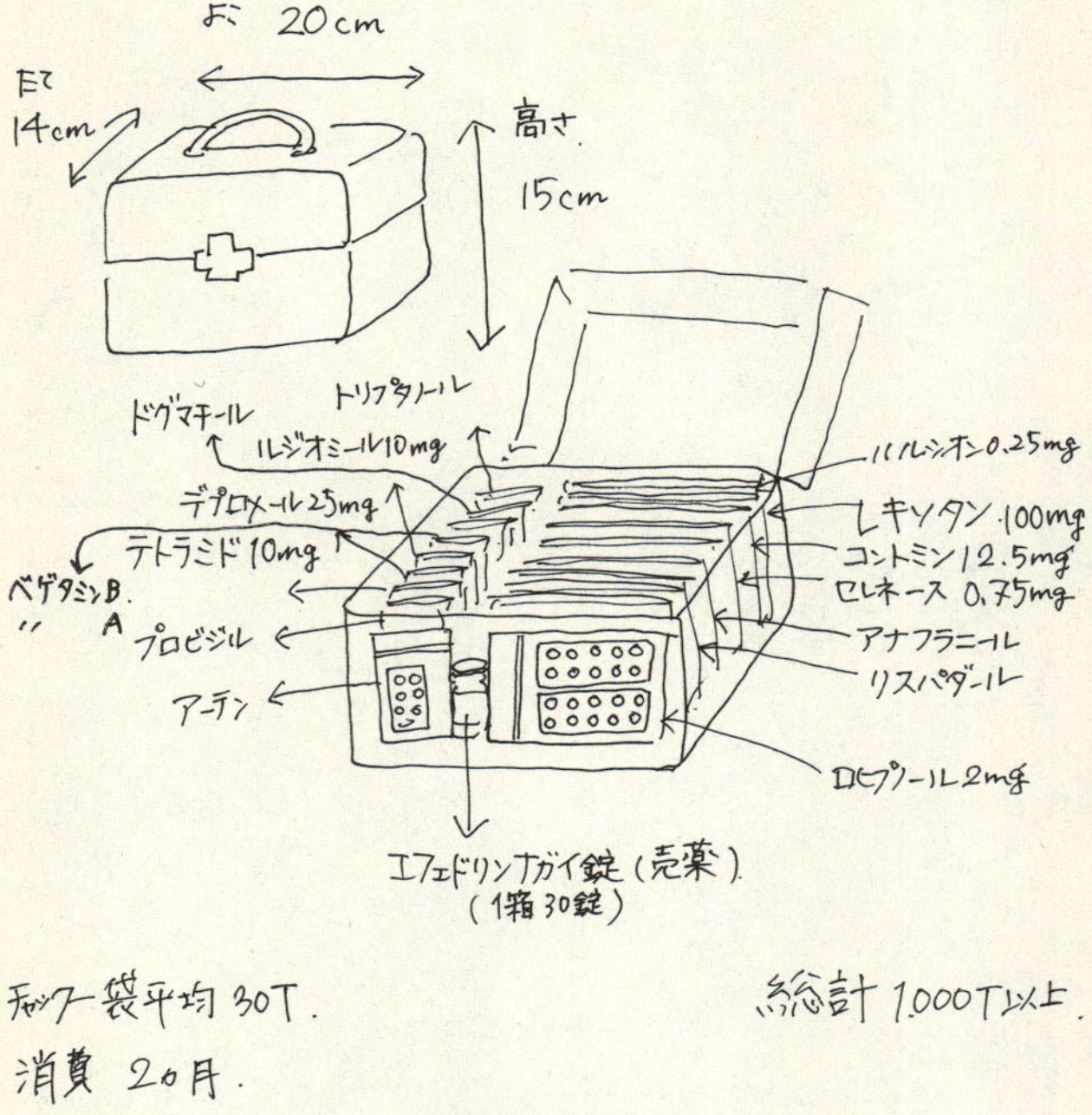
よこ 20cm
たて 14cm
高さ 15cm
トリプタノール
ドグマチール
ルジオミール10mg
デプロメール25mg
テトラミド10mg
ベゲタミンB
〃 A
プロビジル
アーテン
ハルシオン0.25mg
レキソタン100mg
コントミン12.5mg
セレネース0.75mg
アナフラニール
リスパダール
ロヒプノール2mg
エフェドリンナガイ錠（売薬）
（1箱30錠）
チャック袋平均30T.
消費 2ヵ月.
総計 1,000T以上.

由布さんが描いた薬箱の説明

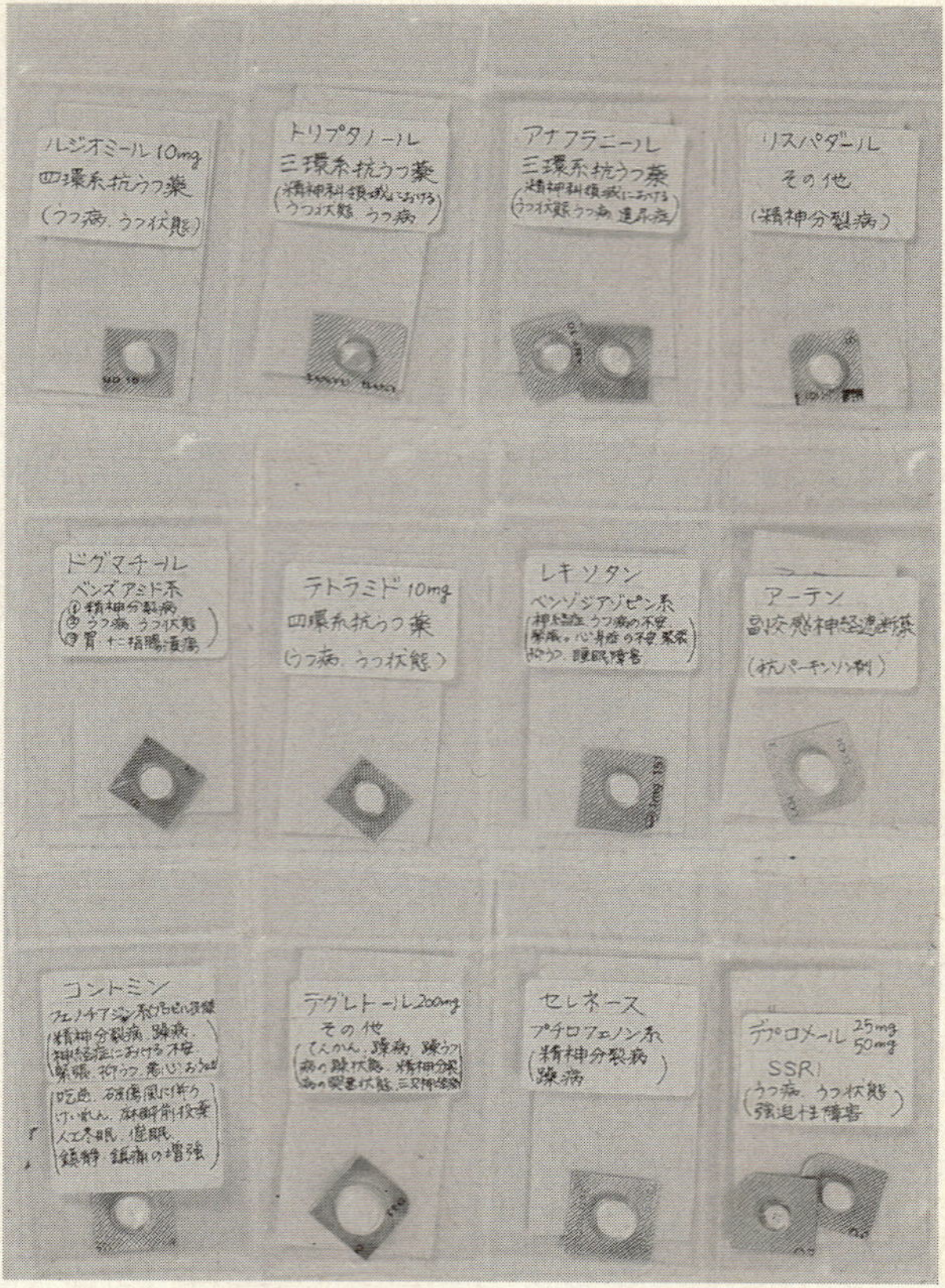


由布さんが服用している薬

いだなんか、ひさしぶりにソウ（躁）がでて、ひと晩で八十万円もつかっちゃった。だれかれなく、みんなにおごりたくて、奉仕しないと申しわけないような気持ちがわいたんですね。こういうばかげたことをしないためにも、精神の安定は自分自身で創作しなくちゃね。そのためにはヤク中であらざるをえない。

三歳のときの妹いじめについて……ああ、もう話しちゃお。サービスだ（笑）。わたしの爪をね、妹の頬に圧しつけると皮膚が切れて湾曲の赤い線ができるんです。赤ん坊の皮膚はやわらかいから、かんたんだよね。それでバラの模様をつくっちゃった。一回ずつひたすら爪を圧していく。そうして赤い線を円形につくって、はい、バラのできあがり〜。

泣きますよォ、そりゃあ。火がついたみたいに泣く。でもね、泣くと顔が真っ赤になるから真っ白な皮膚の上のバラがぱあ〜ッと深紅のバラに変化するの。それがうれしくてねェ。うん、何回もやっちゃった。もちろん、ものすごく怒られた。父なんか、くるったみたいに殴ったよ、わたしのこと。ところかまわずメッタ打ち。そうすると、やっぱり最初からわるいことをしているという認識はあるから反省するのよ。いや、殴られるまえから反省してる。でもねェ、ほとぼりがさめると、またやっちゃうんだ、わたし。

やっぱりね、わたしは三歳のときから発症してたといわざるをえない。だって、これはあきらかに異常行動ですよ。

だからわかってくれるでしょう、わたしが妹に会うたびにあやまる気持ち。

ここで、五年間にわたる、彼女と精神科医との関係を整理してみよう。

| 病院・精神科医 | 診断名 | 治療内容 | 通院期間 |
|---|---|---|---|
| ①J病院・Y田医師 | 不明 | 投薬・カウンセリング | 約二カ月 |
| ②S病院・O医師 | 非定形型分裂病 | 投薬・心理テスト | 約三カ月半 |
| ③O病院・O医師 | 混合型躁鬱病 | 投薬 | 約一カ月 |
| ④T病院・T医師 | 強迫観念症 | 投薬・カウンセリング | 約四カ月 |
| ⑤S病院・S木医師 | 強迫性障害 | 精神療法・まれに投薬 | 約八カ月～ |

由布さんの観察した医師の技量。

①診察室で暇つぶしして遊んでいるとしか思えない。薬学について無知。
②自分がくだした診断を説明できない。治療法そのものがわかっていないみたい。
③抗ウッ剤の効果なし、増悪した。抗躁剤は効いた。
④絵画療法も箱庭療法もしようとしない。そのくせ適切な薬剤を選択できない。
⑤患者にたいする共感力がある。こちらがきめる薬剤を素直に処方してくれる。

初診時から五年間。最後のS木医師以外は、通院期間がみじかいのは「この医者にはわたしを治せない」と由布さんが判断したからである。現在通院しているS木医師には、今後もずっと診てもらうつもりでいるという。彼は、患者の状態に深い理解と共感をしめしてくれ、幻覚（妄想）が出現して七転八倒しているとき、彼女が決めた薬剤に「この上ないほど同調してくれる」そうだ。こと投薬に関しては、由布さんは「自分以外のだれも信じない」由。「精神科医たちの薬学の知識には絶望している」といいきる。S木医師は、由布さんが考え選択した薬剤については、おおかた処方してくれるから、薬物中毒を自称する彼女にとっては、なくてはならない存在である。

　彼女は、今後の自分と病気の関係について語ってくれた。

もう、自分自身、根治はあきらめている。一生、分裂の症状と共存して生きていく。心が恐怖におそわれ悲鳴をあげているときだけ、わたしの希望した薬をくれる医師がそばにいてくれれば乗りきっていけると思う。精神科医に期待できるのはこの点だけ。

わたしの生まれつきの性格や素因が、社会に適応できなくて発症したと考えている。「わたしがわるい」「適応できない自分がわるい」と、いままでも、今後も、自分を責めて生きていくんでしょうね。でも、よく考えてみるとね、わたし、なんかわるいことした？　なにもしてないよ。症状がでれば、ひとり苦しんでるだけだよ。わたしの脳ミソが社会に適応できるようにちゃんと機能しないことが、わたしの責任？

　このようなものを精神科医が治せるわけがないでしょう。「他人の精神を治療する」なんて傲慢《ごうまん》だわ。精神科自体が、科学的な医学とは思えない。たとえば近代的で複雑な日本でウツ病と診断されても、のんびりした南方の島なら健常者でしょ。国によって病名がついたりつかなかったりすること自体が、非科学的。精神科医とは、患者が激しい症状に苦しんでいるとき、その症状を緩和させる能力がもしあるなら、それだけで、プロを名乗れるラクな商売にすぎないんじゃない？「治す」なんてことばは、精神科医だけには絶対つかわせたくないもんだわ（爆笑）。

　彼女のしめくくりのことばは、精神病や精神科医にたいする見識のたかさをうかがわせる。彼女にとってS木医師以外の四名の医師は、不要だったのである。

「デッチアゲてでも精神の安定を創作する」という彼女の姿勢に、わたしは深く共感する。彼女は自分の治療方針を自分で立て、医師を「共感力のある薬の調達係」としてしか位置づけていない。治療者は、自分自身なのだ。自分主導だからこそ、年の$\frac{3}{4}$の期間を安定期にできるのだろう。医師主導だったら、この数値を保てないとわたしは推測する。

「治す能力のない」医師がたくさんいる精神科の患者は、彼女のように自立的でないと、全人生を医師のオモチャにされる。それをわが身ひとつで防御している彼女は立派である。ただし、薬の副作用で内臓を傷めることを、わたしはひそかに心配しているのだが。

# 新聞報道で知った医師の診察能力

見なれぬことばが、瞳のなかに躍りこんできた。新聞をたたもうとしたときである。僚《りよう》子《こ》（仮名）は「青春性ウツ病」ということばのある小さな記事の部分を手元にひきよせて、むさぼるように読みふけった。

それは精神科のM医師のコメントを、好意的に紹介している記事だった。記事のなかで、M医師が「青春性ウツ病」について説明している。その説明のひとことひとことが、僚子の胸のなかに、するするしみこんでいった。

三回、四回と読みかえしてみても、わが娘の現在の状態を、そっくり正確に解説しているとしか思えないではないか。

青春性ウツ病……うちの娘はこれなのかもしれない。

すでに師走《しわす》という時節をむかえていた。中学一年生の娘が学校にいかなくなって、はや、三カ月ほどがすぎようとしていた。

僚子がうちに電話をかけてきたとき、偶然わたしもその記事を読んだところだった。

「うちの子を、M先生に診てもらおうかと考えてるんだけど」

わたしはこのころ、何回目かのウツ病を発症しており、しかも、いつも劇的に治してくれる医師が遠い地に転勤になっている状況にあった。そこで後任の主治医がついたのだが、前回つかった薬がなぜかぜんぜん効能を発揮してくれず、何種も薬を替えたが、こちらも効能がなくて、一日じゅうぼんやりすごすしかない、やりきれない生活をおくっている日々だった。

また、僚子の相談である不登校というものにも、知識がまったくないころでもあった。

「青春性ウツ病を治してくれるんなら、わたしの中年性ウツ病も治してくれないかなあ」

わたしは本気でいったものである。

「あなたもうちの子を、青春性ウツ病だと思う?」

「わからない。わたしと食事してるときなんか、けっこうふたりでふざけながら食べてるのよ。わたしはウツのときはジョークがでない」

「ひとと会うときは、ふつうをよそおうわよ、あの子」

「あ、それはわかる。ウツのときはだれにも会いたくないけど、もし会うときはわたしは緊張感を腹の底からよびおこして接するの。相手に気をつかわせたくない気持ちがはたらくのよね」

「あの子はやっぱり青春性ウツ病だわ」

わたしはもう僚子の相手ができなかった。疲れてきてしまったのだ。自分自身がウツ病を発症しているのだから、僚子の相談にのる、という知的作業などができるはずもないのである。

僚子の目からみると、娘の様子はこの夏休みあけから徐々に変化していた。夏休みに入るまでは、なんにもなかったのだ。なにごとかが起きたというようにはみえなかった。夏休み中に、娘の心境にいちじるしい転換が生じたのかもしれない。

新学期をむかえたばかりのころは、「頭が痛い」などと理屈をつけて一週間に一回くらい学校を休んでいたが、それが四、五日ごとになり、一日おきになったりしながら、出席と欠席をくりかえしつつ、ついにはまったく学校にいかなくなってしまったのだった。

「学校にいきたくないの」

とたずねてみると、当惑したような面持ちをにじませて棒立ちになってしまう。あるときなど、

「友だちがきっと待っててくれるよ」

娘の肩に手をおいたとたん、いきなり泣きださんばかりに顔をひきつらせたこともある。

それ以来、娘にたいしては腫《は》れ物にさわるみたいに僚子の気持ちが遠慮がちになってしまったのだ。学校の話題だけは避けなければいけない、という理解だけを胸にしまいこんで。

娘は日がな一日ぼんやりと、怠惰な日々をおくっていた。音楽をきくでもない、本を読むでもない。レンタルヴィデオ店に出向くわけでもない。友だちとのメール交換もすっか

り忘れ去ったようだ。身につけるものや小物なども、けっこう凝り性でおしゃれだったのに、それも影をひそめ、一日じゅう、あれほどきらっていたジャージ姿でいるところも気にかかる。食欲もおちていた。

話しかけてみても、ボソッともの憂げなひとことがかえってくるだけである。たとえば、「なにを考えてるの」と顔をのぞきこむと「べつにィ」、「おふろがわいたわよ」といえば「うん」、「あたらしいセーターを買いにいこうか」と誘いかけても「いらない」といったあんばいである。自分のほうからは、必要最小限のことしか話しかけてこない。声を発するだけでも、なにかこう、身体全体が気だるそうな気配が感じられるのだった。

自室の壁に背をもたせかけてすわりこんだまま、ひたすらひたすら、まなこをうつろに宙にただよわせている。ただ自分ひとりの穴ぐらの世界にひそんでいるだけの、娘の日常生活。

——まるで廃人のよう……。

僚子はせつなく思う。

一日じゅう家にいる主婦の僚子にとって、そんな娘とすごす二十四時間は神経をきりきりつかうばかりで、毎日毎日が薄氷をふむ思いになっていく。

——わたしのなにがわるかったのだろう。

自責の念も日に日にふくらんでいく。

娘の兄のほうは元気にアメリカに留学しているというのに、どうしてあの子だけが……。「かあさん、こっちによこせよ。アメリカは自由だ、日本みたいにがんじがらめじゃないよ。こっちで暮らせばすぐ元気をとりもどすさ」陽気な口調でいってよこす兄には、しょせん、妹の直面している深刻な状況は伝わらないのだろう。

子どものことは、どんなことでも、ぜんぶ親のわたしの責任だ。だれに詰問されなくても僚子はそうとしか思わない。風邪ひとつひかせたって、「わたしが不注意だった」と反省してしまうし母乳がたりなくてミルクを飲ませたことでも、どんなに自分を責めただろう。親とは、どこの親でもそうしたものだろう。娘がひとり孤独にひきこもってしまったのは、わたしのなにかが足りなかったからだろう。なにが足りない？　愛情が足りない？　もしそういわれたらつらい。死にたくなる。取り返しがきくならいいけど、過去は修正できないんだから。あ、わたしがおしゃべりなせいかもしれない。夫にもいわれるけど口数が多いらしい。しかも、ひとのことばを奪ってわれさきにしゃべってしまうところがあるという。それで娘はいいたいことをいつも奪われて、見当ちがいなわたしの主張をきくはめになるのだろう。いいたいこともいえず、さぞかし、じれったい思いばかりさせてきたのだろう。わるぎはないつもりなんだけど、鈍感にも、わたしが娘の心を傷つけた可能性がある。娘から、母親は頼りにならないと見放されたらどうしよう。もしそうだったら、親として顔むけできないではないか。

でも根本的には、学校でなにかがあったにちがいないはずだ。友だちからいじめられている？　あるいは無視されている？　教師とうまくいっていない？　なにかの軋轢《あつれき》がある？　けれど、なにがあっても、どんな目にあわされても、それに負けたのはわが娘である。つよく立ちむかっていかなかったのは、娘のほうだ。そんな弱虫に育てたのはわたしの責任である。わたしが娘を追いやったのだ、わたしの至らなさが彼女を苦しめているのだ。

僚子はこんなことを考えはじめると頭のなかが混沌《こんとん》として、いても立ってもいられなくなってしまう。

そんな自責の念が肥大したとき、僚子のまえに、一流新聞の紙面からM医師がひらりとあらわれてくれたのである。

彼が娘を救ってくれるかもしれない。M医師は救世主かもしれない。ほんのすこし引っかかりを覚えるのは、M医師を頼ると、娘に精神病のレッテルを貼りかねないことであった。

娘はいま「生きる意味とは」と、人生上の大問題をかかえているにちがいない。その底の深い思索の淵《ふち》に足をとられて身動きできないでいるのだろう。いってみれば、無気力症候群ともいうべき世界のなかでもがいている。ひきこもり、そして不登校は、決して反社会的な行為ではない。わが娘は、社会や学校の、だれひとりにも迷惑をかけていない。長い人生のとちゅうで、激しく懊悩《おうのう》するあまり、なにもかも放りだしたくなることは、どんなおとなでも一度は経験しているはずだ。娘は決して反社会的人間ではない。

これが僚子と夫の共通の認識だった。そしてそれは、精神病とはちがう種類のものである。

しかしながら、もしM医師の病院の門を叩《たた》いたら、かならずなにがしかのレッテルを貼られてしまう。

僚子は「青春性ウツ病」という単語を知ったことによって、二律背反におちいったのだった。「青春性ウツ病」という病気ならば、娘には治療が必要である。でもほんとうに、家にひきこもって学校にいかないことは、病気なのだろうか。ひきこもりは、ほんとうに病気？　不登校は、ほんとうに病気？　もし病気でなかったら、娘の状態はいったいなんなのだろう。僚子の思考は千々にみだれるばかりだった。

夫は九時をすこし回ったころ帰宅した。娘は夕食をすませて自室にもどっている。僚子は夫の食事に付きあいながら、切りぬいておいた記事をとりだした。

「へえ。青春性ウツ病という病気があるのか」

「病気でなければ、あの子はいつかはいまの状態から卒業する時機がくるだろうし、もし病気ならば治療が必要だと思う」

夫はたてつづけに三回読むと、その記事を片手に立ちあがった。

「俺、話しにいってくるわ」

「ちょっと待ってよ。あの子がもし病気でなかったら傷つくわ。両親が自分のことを精神病だと思っていた、と知ったらどんなに傷つくかわからないじゃないの。病気ではない、れないのよ」
「も、病気かもしれないんだろ」

あれよあれよという間に、夫は娘の自室に入っていった。僚子もすぐあとを追った。

彼は、ごく気さくな口ぶりで率直にいった。

「青春性ウツ病というものがあるみたいだね。専門家に診てもらったらどうだろう。なにもなければ、それがわかっていいくらいだから」

娘はなんと、拍子抜けするほどあっけなくうなずいたのである。まるで待ちかまえていたといわんばかりの反応だった。精神病ということば自体に抵抗されるかもしれないという危惧《きぐ》は杞憂《きゆう》におわる。僚子は娘の素直さがうれしかった。と同時に「本人自身が、精神科にいくことを承諾するほど追いつめられていたのだ。そこまでワラをもつかむ心境になっていたのだ」と実感され、そのせっぱつまった感情に、哀しみが痛いほど衝きあがってきた。

「病院には、かあさんが一緒についていくからね」

僚子がそういったとき、娘はほんのすこし微笑んだ。それは、一生懸命、笑顔をつくった、という感じだった。僚子は思わず娘を抱きしめた。母親より背のたかい娘が、照れもせずいやがりもせず、だまったまま抱かれていた。そんな娘がいっそう不憫《ふびん》になり、僚子は涙ぐんでしまう。

M医師の指定した時刻より三十分ほど早く、母子ふたりは遠い県外にある病院に到着した。ふたりとも、はじめての精神病院体験である。玄関先から待合室にかけて、異様に騒々しく人々が出入りしていた。新聞で報道されたM医師は、もはや、この病院の看板医師になっていると推察された。

――さすが、M先生だわ。

こんなにたくさんの患者が慕いあつまってくるなんて、大新聞の記事というのは、反響がそうとうなものである。M医師は、自分たちが思っている以上に有名人になっているのかもしれない。医師としての腕前も、確かなレベルだと確信できる。だからこそあの記事も、『青少年精神・心理問題の専門家』的な、まるで、ふつうの精神科医とはちがうがごとく好意的に書かれていたのだろう。自分自身も、夫も、また当の娘も、あの記事を幾度となくあきずに読みかえしたものである。まだ未成年で十三歳という思春期にある娘にとって、すでにM医師は、頼もしき手を差しのべてくれる神にひとしい存在と化していた。

診察室で対面したM医師は、四角張ったいかつい人相で、背はたかくないが、がっしりした体格である。全体的にインテリタイプではなく、体育会系のふんいきをにじませていた。

M医師は、なぜか仏頂面でにこりともしなかった。立ち居ふるまいがかなりあわただし気であり、立ったまま母子をちらっと一瞥《いちべつ》しただけで、すぐせかせかと室外に立ち去ってしまう。ふたりが当惑しながら待っていると、そのうちにまた、顔だけをだす。そして書類を手にとると、またでていってしまった。ふたりを見ようともせず黙殺し、ひとことのことばもない。書類だけが目当てで診察室にきたことが、ありありとわかるのだった。

こんなことが何回となくくりかえされて、僚子は不安になった。どんなに忙しいスター医師にせよ、こちらはM医師の指定した日時をまもって来診したのである。それなのに、診察自体をしようとしない。この態度はいったいなんなのだろう。しかし、激務のなか、合間をぬって、寸暇を惜しんで診察室に顔をだしてくれる、という考えもある。M医師がまたつぎに顔をだしたとき、僚子はすかさず口火をきった。先手をうたないと、またいなくなってしまう。

「もう三カ月も学校にいっていないのです」

これだけいうのがやっとだった。

M医師は、やっと気がついたごとくに、はじめて娘の顔に視線を向けた。そして、

「そうなの」

と問いかけた。娘はかちんかちんに緊張した表情で、ちいさくうなずいた。その瞬間、あろうことか、M医師はまたせかせかした足どりででていってしまったのである、なんのエクスキューズもなく。僚子はうわずってしまった、自分たちが招かれざる客のような気がした。M医師の指定した時刻に、指定された場所、診察室にいるというのに。

そのうち、また、M医師がひょこっと顔をだした。こんどは僚子は、はっきりと彼に飛びついた。そんな想いで訴えた。

「この子は、青春性ウツ病なんでしょうか」

「そうでしょうね」

間、髪を入れずM医師が即答した。

さすが名医だ、と僚子は感嘆した。娘をほんのひとめ見ただけで診断をくだしてのけるなんて。名医ならではの即断であろう。しかしM医師はそのひとことだけをのこし、そわそわしてまた部屋からでていってしまう。

M医師には患者のあずかり知らぬ忙しい事情があり、その合間の短時間（数十秒以内）だけ診察をするといった光景である。こんなにおちつきのない医師を、僚子ははじめて見た気がした。

臨床家にとって、診察よりだいじな事情がある……？　納得できない気持ちだ。しかし、スター医師が一庶民にすぎない患者《むすめ》を診てくれているのだと、わが不満を払いのける。

M医師がまた診察室にきた。そして彼はなんと、立ったままカルテに記入しはじめたのである。立ったままである。そういえば彼は、このこまぎれの診察時間ちゅう、ただの一度もイスに腰をおろさなかった。すべて、立ったまま。いや、立ったままというより、自分自身の用事のために院内を歩きまわっているその足を、診察室内でほんの数十秒かせいぜい一分ほど止めただけのことだった。これが彼の診察なのである。

新聞に載るような高名な医師に診てもらうのだから、こんなに雑な、診察ともいえないあつかいをうけてもしかたがないのだろう。「三分治療」ならぬ「ひとめ治療」だったが、娘を診てもらえたにはちがいないのだから。

僚子はわが胸にそういいきかせながら、いま、さらさらと治療薬の処方をカルテに書きこんでいるM医師の横顔をぬすみ見た。

帰りぎわ、会計を待っているとき、そばにいたひとたちがかわしていた会話から、僚子たちは真相を知る。なぜ彼が患者にあれほど待ちぼうけをくわせ、投げやりともいえる態度で診察とカルテ記入（薬剤の処方）をしたか。

M医師に指定されたこの診察日は、M医師が病院内で講演会（説明会？）を開催する日だったのだ。聴衆は、全国各地からあつまった親たち（不登校など子どもの問題に悩んでいる）らしい。「青春性ウツ病」ということばで一躍スターになったM医師にとっては、一患者の診察などより広報活動のほうがずっと大切だったのだ。

それもむべなるかな、と僚子はすこしは同調する気がないでもない。彼が広く広く世間に知れわたれば、悩んでいるたくさんの青少年が救われるにちがいないだろうから。

M医師処方の青春性ウツ病の薬剤を、娘が服用する日々がはじまった。

「まだ十代の身体に、精神病の薬剤を投与していいものか」

僚子より夫のほうが、薬剤について思い悩むようになっていく。

「将来、子どもを産む身体なんだよ。心配じゃないか、わるい影響がでたらどうするんだ」

「でもあなた、『今』を治すことが先決なんじゃないの。集中力も記憶力も思考力も低下してるのよ。興味も関心も減退して、あの子は倦怠感《けんたい》だけを身にひきうけて生きている。まるで屍《しかばね》みたいじゃないの。まず『今』を治さなければあの子自身がつらすぎる」

「抗ウツ剤はやむをえないとしても、睡眠薬だけは許しがたいんだ。学校にいかないんだから、むりに薬をつかって眠ることはないじゃないか」

「睡眠薬のおかげであの子の肉体が保《も》っているんだと思う、わたしは。夜、一睡もしなくても昼寝しない子だから、あんなにやせ細っちゃったんじゃないの。このままじゃ身体のほうもだめになっちゃう。わたし、心配でたまらなかったのよ。薬をつかってでも眠ってくれたほうが安心なの」

　夫婦のあいだでは、しじゅう、こんな会話がかわされるようになった。

　このころ、わたしはウツ病が完治し、仕事を再開していた。三つの病院を転々としたおかげで、ようやく治してくれる医師に出会えて幸いだった。

「僚子。わたし、治ったよ。もう仕事ができてるよ」

　僚子はわたしの治癒をとても喜んでくれた。しかしすぐその口調は一転して沈みこんだ。

「うちの子ねェ……かんばしくないのよ」

「えッ、まだ治ってないの。大新聞ご用達のヴェテラン医じゃなかったっけ」

　僚子は淡々と語りはじめた。

年があらたまり、松がとれても、娘の症状に改善のきざしは見えないという。

投薬治療をはじめてから約四十日が経過しているのに、娘がうしなっているもの（集中力や根気、思考力など）は、手つかずのままのようにしか思えない。医者がついているのに良くならないなんて、おかしな話である。親の僚子からみると「娘はどんよりにごった眼つきで、ただ呼吸《いき》だけしているみたい」だというではないか。

「四十日も薬をのんで？」

「そうなのよ。しかも複数の薬を一日に十錠ほどものんでるのよ」

「ふ～ん。青春性ウツ病は、中年のウツ病より治りにくいのかなあ」

いまでこそ、わたしはウツ病の大家だと自認しているが、このころはウツについてほとんど勉強していない。だから僚子に、気のきいたアドヴァイスのひとつもあたえられなかった。

この日の夜、僚子たち三人家族は、あらためて話し合ってみることにしていた。

その結果、娘はなんと、「入院したい」と口にしたのである。

ためらいはあったものの、両親とも、いちおう賛意をしめした。

通院と投薬治療だけより、入院したほうがカウンセリングも充実し、医師の経過観察もよりきめこまやかなものになるだろう。そのぶんだけ早く治るにちがいない。早く治る！

三人が三人ともこう信じたのである。わたしも信じた、入院したほうが早く治ると。

今回の発症で一ヵ月、二ヵ月と通院・投薬治療をつづけているとき、わたしはどんなに入院したかっただろう。ただ、うちが子どもとふたりだけの母子家庭だったので、母親の入院は望むべくもなかったのである。独り身だったら、わたしは入院を希望したにちがいない。患者というのは、通院より入院のほうが緻密な治療をうけられると、単純におもいこむものなのだ。

一年でいちばん寒い二月の初旬、娘の入院生活がはじまった。入院といっても、土曜と日曜は自宅に帰ってくる。これを『外泊許可』と称するらしい。毎週五日間だけの入院という形である。なお、病院側の方針か、M医師個人の意向なのか、この病院には入院患者同士の「院内恋愛禁止」のおふれがでているという。

恋愛は男を育て、女を育てるものと考えるわたしのような凡人には、理解しがたい発想である。疾患が重篤なひとの場合は、恋愛そのものが激しいストレスとなって病状が悪化することがあるようだが、僚子の娘は「青春性ウツ病」といっても、疾患としては軽度なものだろう。重度も軽度も一緒くたに禁止する「おふれ」なるものは、精神病院がいかに閉鎖的で独善的なものかを知らしめる一面である。また、「おふれ」なるもので、ひとの心を縛り操作しようとする人間は、「できえないこと」と「できること」の判断のできぬ知性しか有していないと自ら暴露しているにひとしいのではないだろうか。

毎週土曜になると、娘は帰宅する。

「おかえり。どう、具合は」

娘の返答は「よくわからない」とか「まあ、まあ」など、あいまいなものばかりだった。沈み落ちている気分がもちあがってくる感触はないようだ。しかし母親の僚子にとっては、

——M先生にまかせておけば安心だわ。

また当人も「主治医が有名人だと、なんだか誇らしい気がする」といっている。

「M先生がカウンセリングしてくれるの、それともほかの先生」

「そんなの、だれもしてくれないよ。カウンセラーがやるのがカウンセリングで、医者がやるのは精神療法というんだってさ。内容はおなじらしいけど」

「だって入院というのは、カウンセリングなり精神療法なりを、きめこまかくやってもらうためではないの？　ふつう一時間単位で」

「M先生は、わたしには、そういうのはいっさいやってくれない。ほかの患者さんだって、だれもやってもらってないよ、一時間なんて。回診のとき、せいぜい一、二分くらいだよ、話すのは」

——それが治療？

僚子は考えこんでしまう。薬をのむだけの治療なら、そもそも、入院する必要はなかったのである。たまりにたまった心の鬱積《うっせき》を、また、自分自身でどうすることもできない沈みきった心の病を、M先生になんとかよい方向にもっていってもらうために、それを期待して入院させたのではなかったか。そういえばM医師は、初診のときから問診もしないで処方する薬を、あれよあれよという間にきめてしまった。「薬をのんでみますか」のひと

こともなかったっけ。副作用その他についてもいっさいの説明がなかった。最初から投薬治療を強制したのである。患者側からは、そうとしか受けとれない。

入院してからの薬剤投与量は、週によってだいぶ幅があったが、しだいに増量されていった。総量としては、一日量が二十錠をこえたこともある。娘が持ちかえってくる薬袋をのぞくだに怖気《おぞけ》だつ量であった。副作用のせいなのか、娘は「疲れた」と連発するようになった。動作も異様ににぶい。治療まえには、こんなに愚鈍な状態はみたことがない。入院治療が、わけのわからない疲労感を生じさせた？

「副作用でだるくなると説明された？　インフォームドコンセントというやつ」

娘は、ふふっとふくみ笑いしながら、

「アノヒトは、そういうことはしないの。なんでもまかせておけ、というタイプ」

入院してのち、僚子は一回だけM医師に面会をもとめている。素人である親の目とは異なる、医師の目から見た娘の状態を、正確に知りたかったからだ。素人には見えなくとも、プロなら娘のささいな変化などを見抜いているにちがいない。

しかしこの面談のとき、僚子はまたもやM医師に不信感をいだいてしまう。

M医師は娘のことを、

「患者さんみんなが球技をしているのに、そのなかに入っていかないんですよねェ。ひとりでぼんやり見てるんですよねェ」

まるで幼児が保母に密告《いいつ》けるみたいに、口をとがらせたのである。娘の引っこみ思案なところが不満だったのだ。

これが医者？　これが医者のいうこと？

——ばっかみたい！

「だから入院させてるんでしょうが」とおもわず口から飛びだしそうになったほどである。よくない状態を冷静に報告するのではなく、あきらかに密告するみたいな口調でおしつけられたところで、親の自分はなにもできないではないか。治療者はいったいだれなのか。M医師から「治療者である自分のせいではなく、親のしつけがわるいから」と暗黙のうちに宣言されたようで不快だった。

——でもこのひとは、青少年の精神問題の専門家なのだ。ふつうの医師とはちがって、高度な専門性をもっている臨床家なのだ。

娘を救ってくれる医者は、このひとしかいない。僚子は自分にそういいきかせながら、不信の念を胸の奥ふかくに封印する。

いやおうなく、わかい娘の青春の日々は過ぎさってゆく。一年生から二年生へと進級だけはなんとかできたが、入院して五ヵ月ほどが経過していた。季節は夏まっさかりである。

恒例の、娘が帰宅した土曜日、深夜のことである。

僚子はめずらしく尿意で目をさました。寝ぼけまなこで廊下伝いにトイレにいく。そしてでたあと、暗がりのなかに白い大きな荷物のようなものが置いてあることに気づいたのだ。なんだろう？　首をかしげながら電気をつけてみた。そうして、僚子の悲鳴が家じゅうに響きわたることになる。

娘が廊下の隅でひとりうずくまっている！

僚子はかけよって娘を抱きしめた。血の気がうせて顔色が紙のように真っ白だった。夫が寝室からすっとんできた。

両親が口々に名まえを呼びかけても、返事がない。いや、できないのだ。いったいなにがおきたのか。僚子は名を呼びながら娘の身体を抱きしめ、くるったように揺さぶった。なのにその身体は、まるで凍りついたように反応しない。血のかよっていない固形物を抱いているようだった。

「いま一一九番したから、したくしたほうがいい」

夫にうながされ、われにかえった僚子は手早く着替えをすませ、つぎに急いで娘の衣服などをバッグに詰めこんだ。

「息はできるのか」

父親は大声で娘に語りかけ、抱きあげようとした。娘は死人のような横顔をみせ、床にうずくまっているだけで自力では身動きできない。身体じゅうの筋肉という筋肉が、その役割を放棄し石のように硬直しているみたいだった。彼女はきっとベッドで異変を感じたのだ。それを訴えるために動かすことができぬ身体ながら、死力をつくして部屋をでて、廊下まで這《は》ってきた。そしてそこで力つきた。そうとしか思えない状態だった。

「大丈夫か」

「がんばってね、いま救急車がくるから」

両親は口々にどなるように声をかけつづけて、救急車を待った。

ほどなく到着した救急車に乗りこむと、父親は救急隊員にあわただしく大声でさけんだ。

「精神科の薬が原因だ。薬の副作用だ、まちがいない」

自宅にちかい救急病院にはこばれるとすぐ父親は医師に、

「体内に残存《のこ》っている精神病の薬をあらい流してほしい」

と要請した。医師は注意深く全身状態を把握してくれ、ただちに娘の腕に点滴の針が挿入された。

点滴を投与されながら、娘はベッドに横たわっている。顔は蒼白《そうはく》だが、意識はあるようだった。呼びかけてもなんの応答もないが、きこえてはいる、というかすかな反応が察知された。

五百ccの点滴剤の投与がおわった。だが容態ははかばかしくない。それでまた点滴が一袋追加される。外が明るくなるまでに、計三袋の薬液が体内に注入された。

「状態がおちついてきたようです、家に帰ってよろしいでしょう。安静にしていてください」

医師はそう判断した。娘の顔にはわずかに血色がもどってきた。が、立ちあがると、すこしふらついた。Mの処方したわけのわからぬ向精神薬は、身体からほんとうに抜けでたのだろうか。タクシーで家にもどると、娘をまっすぐ自室のベッドに入れた。そのかたわらで父親がいった。

「いったい、どんな薬をのまされたんだ」

娘はこまったような表情になりながら、とぎれとぎれに答える。

「病院にある抗ウツ剤をぜんぶつかったんだって。でも効果があらわれないから、M先生が『こんどから思いきった治療をする』といったんだ。そして薬を替えた」

「思いきった治療ねェ……ほんとかよ。その思いきった薬が、身体が動かなくなるほど強い薬だったわけだ。だいたい、新しくこころみる薬は病院でつかうものだろ、医者の目のとどかない自宅になど持たせるものじゃないよ。Mってのは、ほんとうに医者として優秀なのかね。とうさんは許さないよ、こういうことは」

娘はMをかばうかのように力なく首をふった。

「しかたがないよ、病院じゅうにある薬をぜんぶ試してみてだめだったんだから」

「人体実験のつもりかよ。とにかく思いきった治療と称する薬でこんな目にあわされたんだ。死ぬんじゃないかと思ったよ、いまにも死にそうだったじゃないか」

僚子はふたりのやりとりを、うなだれてきいていた。もとはといえば、自分がMの名を発見し、娘をあずけた張本人なのである。新聞記事を鵜呑《うの》みにして飛びついたのは、ほかならぬ自分である。娘がうずくまって死にそうだったとき、「わたしがこんな目にあわせたんだ」と思うと生きた心地がしなかった。そしてそのまえ、あの暗がりのなかで、もし自分が発見しなければ、あのまま娘は最悪の場合は絶命したかもしれないのだ。そう思うともはや僚子には、謝罪のことばもない。ひとり胸をかきむしって自責の念に打たれるばかりだった。

月曜日の朝、娘は朝おきると病院にもどる用意をはじめた。ナップザックのなかに、黙々とパジャマや下着をしまいいれている。背をむけて両手をうごかしている娘の動作が哀れで哀れで、僚子は矢も盾もたまらない気持ちが噴きあげてしまう。僚子は娘の背なかに、われしらずしがみついた。

「いかないで、殺される。Mにかかってると殺されちゃう」

僚子の目から流れおちた涙が、娘の細く頼りなげなうなじにふりかかった。

「お願い。いかないで」

娘はゆっくりしたしぐさで、母親の腕をなでながらふりむいた。その顔は、母親がことばをうしなうほど、悲しみに満ちあふれていた。

「おかあさん、しかたがないんだよ。病院にいくよ。家にいたって、青春性ウツ病は治らない。でもM先生のところにいけば、治る可能性はあるんだ……しかたないよ」

娘の目がみるみる赤くそまった。と、声をころしてすすり泣きはじめた。

その姿を目のあたりにすると、僚子の涙がいっそう烈しくこぼれおちた。

「しかたない……しかたなくMのところにもどるの。はじめていったときは、この先生が治してくれると期待に胸はずませていたわね。でもいまは、しかたないとあきらめながらいくのね。だけど、もうやめて。Mはもうたくさん。いかさないわよ、かあさんは。殺されにいくなんて絶対に許さない」

娘という患者は、なんと純情なのだろう。患者とは、なんと純情なものなのだろうか。殺されるかもしれないというのに、自分の主治医から逃げることができない。いや、逃げるどころでなく、自分を殺すかもしれぬ医師のところにみすみす戻るつもりなのである。

僚子は娘の両腕をつかみながら、荒々しく叫び声をはなっていた。

「冗談じゃないわ。身体が動かない、声もでないという薬をのませるなんて冗談じゃないわよ。おまえは生きながら治らなければならないのよ。身動きもできなくなる薬をのまされて、死んで治ったって意味がないの。絶対にいかせないわよ。かあさん、腕ずくでもいかせない」

身体を揺さぶられるにまかせたまま、娘はひとりごちた。

「あんな有名な医者に診てもらうなんて、ふつうはできないんだよね」

「有名だって、ちっとも腕のたつ医者じゃなかったじゃないの、現実には。かあさんがわるかった。新聞に載ってたから名医なんだと、勝手に思ったかあさんがわるかった」

娘はすでに地声となっているかすれた声で、こんなことをつぶやいた。

「心理テストと絵画テストをうけたんだけど、それについてM先生はなにもいってくれないんだ」

そうして、ふしぎそうに首をかしげたのである。

「アノヒト、わからないんじゃないかなァ。テストの結果に対処できないみたいだよ」

娘はいったん口をとじた。そしてちょっと間をおいてから、驚嘆すべきことをいいだしたのだ。

「おかあさん、Mはインテリじゃないよ。回診のとき、ある患者さんが自分がのんでる薬について質問したんだよ。そうしたらね、答えたことがまちがいばっかりなの。その患者さんのほうがインテリなんだよ、自分で調べて知っていたことをわざとたずねてMを試したんだもの。アノヒトの知ったかぶりって、インテリのものじゃないね。患者にたいしての態度もガサツだし、ものの考え方もガサツなんだ。

ひとつひとつ構築して思考を積みあげるという知的作業ができないんだよ。わたし、Mが精神療法をしなかったのを、いまはよかったと思ってる。悩みというのは観念的なものだから、こちらがいくら説明したってアノヒトには理解できないもの。観念的な話は、ほかの患者さんと話してるほうがよっぽど理解しあえるんだよ。患者さんって、りこうなひとが多いしね。そういうひとたちは、もうMの本質を見抜いてる。性格が荒っぽくて尊敬できないし、だれも信用してないよ。

でもね、あんなに有名な医者だから、自分たちにわからない『ナニカ』があると、かすかに期待はのこってる。だってわたしたちは、アノヒトに期待するしかないんだよ、頼るしかないんだよ。はかない……はかない期待……主治医が有名人だからってありがたがってる患者なんてばかだよ。わたしもまえは、そうだったけど」

いつになく娘は饒舌《じょうぜつ》だった。だが、僚子はここぞとばかりに声をはりあげ詰めよった。

「そんな医者だったら、なおさらいく必要がないじゃないの」

不意に娘が折れてくれた。

「わかった。病院に私物が置いてあるし、退院手続きをしてくる」

「ほんとうね。もし帰ってこなかったら迎えにいくよ、首にナワをつけてでも連れもどすからね」


ここで、まだ十代の娘さんの体内に大量投与され、そして治癒・改善をみたならまだしも、未治療のときより健康状態がわるくなった各種薬剤の総括をしてみたい。

服用量は、通院中の約四十日間はだいたい日に十錠として合計四百錠である。入院中の五ヵ月間は、おおよその見積もりで平均して日に十五錠、ひと月に換算すると四百五十錠、五ヵ月計で二千二百五十錠である。合計は二千六百五十錠。

わかっているかぎりの薬剤の名称を、成分別（⑨と⑪のみ商品名）に服用した順に列挙する。なお③と⑧は精神安定剤、のこりはすべて抗ウツ剤である。(劇)は劇薬指定薬の意味。
①イミプラミン　②アモキサピン(劇)　③ブロマゼパム　④塩酸マプロチリン　⑤アミトリ

プチリン⑥クロミプラミン ⑦ノルトリプチリン㊙劇 ⑧ロラゼパム ⑨ノリトレン㊙劇 ⑩セチプチリン㊙劇 ⑪プロチアデン ⑫なぜか⑤のアミトリプチリンに戻る、そして最後は問題のおきた⑬メチルフェニデート。

これはあくまでも種別である。実際の服用は複数種の混合である。なおこれ以外の、眠剤や睡眠導入剤などは、なにをどれだけ服用したか不明である。投与された薬の総計は三千錠ちかくになるであろう。

ちなみに四十二歳の精神科医にこの表をみせたところ、こんな感想を述べてくれた。

「抗ウツ剤は、薬の能力と患者さんの状態がぴたりと合致すると、めきめきよくなるんです。効果があらわれるのは、投与後一～二週間ですが、私は三回薬を替えたらわかるようになりました。四回目の薬で、まちがいなく、自分の選んだ薬が効能を発揮します。二十代の研修医みたいじゃないですか、この投薬のしかたは。やみくもに、ありったけの薬をだしてる印象がありますね。

この医師はどういうひと?」

五十すぎてる有名人と答えたら、彼は困惑した表情をうかべて頭をかかえてしまった。娘さんの異常をひきおこした薬剤は⑬メチルフェニデートと推測されるが、これについてM医師は「パニック発作は副作用ではない。もし発作がおきても抗ウツ剤自体がそれをとめるはず」と主張している。声もだせず、身体もうごかせない状態を「パニック発作」

と表しているが、この表現はゆるされない暴言である（後述）。しかも彼は、救急治療が必要なほどの重篤な病状の存在そのものを否定しているのである。まったく、なんという医師だろうか。

日本有数の薬学者である木村繁著『二〇〇〇年版　医者からもらった薬がわかる本』の七十二ページに、⑬メチルフェニデートについての詳細が掲載されている。この薬剤についての「一般的注意」の欄に、こうしるされている。

指示を厳守……メチルフェニデートは、処方医の厳格な管理下で服用しなければいけません。自分勝手に服用を中止したり、服用量を変えたりしないでください――

メチルフェニデートの重大な副作用としては、こう書かれている。

①皮膚の表面がはがれてくる剝奪《はくだつ》性皮膚炎が報告されています。
②脳動脈炎、脳梗塞《こうそく》、狭心症がおこることが報告されています。
③発熱や高度の筋硬直を伴う、悪性症候群がおこることが報告されています。

M医師いうところの「パニック発作」とは、ただしくは、死亡もありうる「悪性症候群」である。

悪性症候群という名称は、評論家、船瀬俊介氏の令嬢（当時十四歳）が入院して約一ヵ月後に死亡したことで、ひろく世間に知られるようになった。

二〇〇一年二月十三日、氏は記者会見をひらき、「娘は、激越な薬害による副作用（悪性症候群）により、中毒死した」と発表、あわせて、当該主治医を「殺人罪」で刑事告訴する旨もあきらかにした。

悪性症候群の定義は、講談社『精神医学大事典』によると、

——抗精神病薬投与中に（中略）死亡することがまれでないというもっとも重篤な副作用である。フランス語圏では一九六〇年来記載されており、日本でも七四年来その発症が気づかれ、報告されている（後略）——

僚子の娘が救急車ではこばれたときの状態が、副作用③の「高度の筋硬直」に該当すると推測され、もし発見、治療がおくれたら悪性症候群で死亡した可能性がある。

したがって、M医師のメチルフェニデートにたいする前述の見解は、おそまつの一語につきよう。いや、彼は日本で報告された七四年以来、真摯《しんし》な姿勢で医学を勉強していないのだ。そして無知なまま、危険な薬剤を患者に投与して平然としている。彼が処方するとき、患者に薬剤の説明をしないのは彼の方針なのだろうか、すくなくとも僚子の娘にはただの一度も薬の説明をしたことがないという。そして重大な副作用をあたえ、救急治療が必要なほどの苦痛をあたえ、恬《てん》として恥じないのである。

悪性症候群とは、人間が自然にかかる病気ではないのである。

医者の手がくわわって、ひきおこされる重篤な病状なのだ。医者がつくりあげる病気、といっていい。わたしたちは、「悪性症候群」というあいまいな言語にだまされてはいけない。もし重篤な状態におちいったら、「医師の処方した薬剤の副作用」と認知する必要

がある。そして、もし重篤状態から不幸なことに死亡をまねき、「死因は悪性症候群」といわれたら、「薬剤の副作用死」と理解しよう。

娘はひとりで退院手続きをしてきた。そのときMが、ほかの医師への紹介状を書いてよこす。しかし僚子と夫は、その封筒を勝手に開封したのち破りすててしまう。

「まっとうでない医師の紹介した医師が、まっとうなわけはない」

というのが夫の言い分である。

その夫が会社の上司から、「とびきり腕のたつ精神科医」を紹介されてきたのは、娘が退院してから一週間ほどすぎたころだった。僚子と娘は、さっそく受診にでむく。

病院に到着し、初診の手続きをおえると、受付のひとからいいわたされた。

「院長室にくるようにと、ことづかっています」

僚子と娘はそのときまで、こんどの主治医がこんなに大きな病院の院長だとは知らなかった。院長にまでなったひとならきっと熟練医だろう、と素朴な期待がわいた。

N院長は温厚な笑顔でむかえいれてくれた。ただし、娘にたいしては「観察する」といった目つきになったことを、僚子は見逃していない。なるほど。ちゃんとした医師は、患者がドアのノブに手をかけた瞬間から、診察をはじめているのだ。人間を注意深く観察する……精神科医としてはイロハのイにあたるその姿勢は、Mには皆無だった。

N院長は長めの銀髪が豊かになみうっているが、顔の色つやが年輩者のそれではなく若々しい。終始にこりともしなかった強面《こわもて》のMとは対照的である。たくさん臨床経験をつんだ医師だけがもつ貫禄《かんろく》と知性がにじみでていた。ほんとうのヴェテラン医師とは、自分の臨床経験をよく吟味し、仔細《しさい》に検証する能力があるということであろう。吟味されない経験などは、どんなにたくさんつんでも無価値である。Mが好例だ。

そういう意味あいにおいて、僚子はN院長との出会いがありがたかった。患者の側だと、ひとめで医師の力量をおしはかる能力が必要なのである。Mに懲りたいまの僚子は、かたくそう思うようになった。

N院長は娘が記入した書類の病歴を見ながら、開口一番、

「青春性ウツ病？　だれがいったんです、こんなこと」

眉根《まゆね》がふっと太くもりあがった。

「M先生です、マスコミで有名な」

N院長は、ああ、とおおきく首をふった。そして、顔をしかめながら、とんでもないことを口走ったのである。

「Mのあとしまつを、われわれは、いったい、どれだけさせられているか」

静かなものいいをするひとなのに、その口調にははっきりと怒気がこもっていた。僚子も娘も一瞬きょとんとしたものの、院長のいっていることの意味がすぐ了解できた。院長は、Mは患者を治す腕前のない医者だと、言明しているのである。さぞさぞ、Mにさんざんいじりまわされた患者を、何人も治療しなおしているのであろう。

現に娘がその立場にいる。娘はMの医療行為のあとしまつとして、ここにきているのである。

「青春性ウツ病なんて病気は存在しませんよ。世界じゅう、どこにもない」

「じゃあ、誤診だったのですか」

僚子は顔色をかえた。そんな医者にまかせたのは、自分なのだ。

「誤診もへったくれもないでしょう。青春性ウツ病なんてMの単なる造語ですよ、造語。マスコミ受けするために、でっちあげたんでしょう。造語する医者なんて、だめなんですよ。正確な診断名のもとにしか、正確な治療はありえないんだから」

「娘は……誤治療をうけていたわけですね」

僚子は消え入りそうな気持ちだった。Mをえらんだのは自分である。その自分が、娘を愛してやまない母親の自分が、大切な娘に不必要な劇薬を大量に投与させたのだ。これは詫《わ》びてすむ問題ではない。

僚子が頭をかかえてうなだれてしまったせいか、娘がたまりかねたように口をはさんできた。

「でも、病院の薬局にある薬をありったけ試してくれたんですよ」

薬をとっかえひっかえのまされたことは、娘には「医者の努力」に映ったのかもしれない。また患者としては、自分の主治医が「患者を治せない医師だった」とは考えたくない心理もあるだろう。一度は誇りに感じた医師を名医だと、無根拠のまま信じたがっている様子だった。いままでは確かに治せなかった。でも今後はどうなるかわからない、治してくれるかもしれないではないか。娘はMにたいして、だれでもがもつにちがいない有名医幻想（有名な医師イコール名医だと無批判に信じこむ）のワナに、いまなおはまっているのだ。

「ヘタな鉄砲かず撃ちゃあたる。でも、かず撃ってもあたらなかったんでしょ、改善をみなかったんでしょ。そんな医者を医者《プロ》といえますか」

僚子はうなだれっ放しでことばもない。院長のいっていることは正論である。たしかにたしかに、病気を治せてこその医者であろう。

「お嬢さんは、まず、診断からやりなおしましょう。一週間に一回、しばらく通院してみてください」

娘ははじけたようにうなずいた。そしてN院長を頼もし気な眼つきでみつめた。有名医幻想をのこしながらも、ほっとした胸のうちがしのばれる眼つきだった。

「五回か六回くらい面接をしたら、病気なのかそうでないのか完全にわかります。まだ病気だと診断できる根拠がないときに、投薬の処方はしません。眠れなくてつらいかもわかりませんが、わたしとしては正確な診断のうえでなければ睡眠薬の処方はしたくないのです。夜も眠れなければ、昼間でも寝ていてください」

娘のその後の経過——。

まったく、とんでもないことが起きてくれた。彼女はなんと、ウツ病ではなかったのである！

「ただしい診断名を、あえてつけるとすれば、『精神的疾患のない、気分障害』とでもいいましょうか。しかも、ごくごく軽度のものです。『気分障害』とは、むかしは『神経症』とか『ノイローゼ』といわれましたが、元来、近代人は神経症の症状をもっているほうがふつう、という解釈が主流となっています。だから、あえて、というんです。あえて病名をつけるとするならば、『気分障害』とでもいうしかない」

N院長の説明を、僚子は厳粛な気持ちで拝聴した。娘のほうも全身を耳にして聞きいっている真剣な横顔をみせていた。

「とにかく、精神的な疾患は観察されなかった。

それに、気分障害というのは、病気に分類される性質のものかどうかもわからない類《たぐ》いなんですよ。日本人一億二千万人のうち、気分障害の症状を一度も経験したことのないひとなんて、いませんからね。だれでもが経験者です。

お嬢さんの場合は、きっと心のなかにブラックホールができているのでしょう。だからほんとうは、ひとつひとつ丹念に考え、自分なりの納得を得て前進したいのですが、考えることがつぎからつぎへと多すぎて、しかも考えはじめるまえにその問題がブラックホールに吸いこまれてしまう。しまいにはなにを考えるべきかさえ、わからなくなってしまう。こんな心境ではありませんか？

おかあさんは『娘は、気が深く深く滅入《めい》っている状態に沈んでもがいている』と理解してください。許容量をこえて気が滅入りすぎると、なによりかにより、当人が苦しいんですよ。激しく深く苦しいんですよ。

この気分の変調が、たとえば十年とながく持続すると、おとなになった当人が社会で生きにくくなってしまうのです。その生きにくさを、すこしでも生きやすい方向に援助するのが、医師の役目といえば役目です。お嬢さんの場合は、ごく軽度だから最高の良薬は『歳月の経過』なんですよ、じつは。

ちょっと乱暴ないいかたをすれば、しばらくほっぽっておけば、そのうち自分だけの世界からでてきます。そんな例は、いくらでもあります。だから投薬などの積極的な治療は必要ない。ただこちらの援助の手が加わることによって、その歳月がすこしでも短くなったら、苦しさが減るわけです。

当分のあいだ、通院してみますか？　遊びにくるつもりで。学校にいかないヒマつぶしという感覚でいいんですよ。いってもいいなと思った日はくればいいし、いやだなと思ったら休めばいい」

「そんな勝手な通院でいいんですか」

僚子の発言を封じるように院長は手でさえぎって、

「それそれ、それなんですよ、おかあさん。人間は、もっともっとルーズでいいんですよ。お嬢さんは芯《しん》から真面目な性格だから、勝手ができなかったのでしょう。学校や社会のルールに、したがわなければならぬ、とかたくなに生きてきたんでしょう。それで心が身動きできなくなった」

僚子のまなこから堰《せき》をきったように涙がしたたりおちた。なんという人間的な、そしてあたたかな洞察であろうか。ありがとうございます、と涙声のままでもことばにだしたかった。

そんな様子をみていた院長は、僚子にむかって、こんなことをいってくれた。

「おかあさん。自分をもう責めないでくださいよ。親が必要以上に自責することは、お嬢さんの援助のさまたげにこそなれ、なんのメリットもないんですよ。ただ気長に見守っていてください。

こういう症状がでたのは、おかあさんのせいではないんです。もちろん、お嬢さんのせいでもありません。だれか、という個人の責任ではないんですよ。

強いていえば、この時代のせいでしょうね。若年層にふえていますが、彼らもお嬢さんも、みんな時代の子なんですよ。時代の子として、在らざるをえないんですね」

娘はしっかりした口調でいった。

「わたし、きます。ここにきます」

娘の主治医が、その場できめられた。

娘はあたらしい病院に通院をはじめた。援助という名の治療は、デイケアという。絵画教室、陶芸教室、園芸、芝居、麻雀《マージャン》室まである充実ぶりである。このほとんどが、平日は毎日おこなわれていて、患者同士でおしえあうこともあれば、外部から先生がくることもある。

「おかあさん、まるでクラブ活動みたいなの。おとなが多いから、とってもよくおしえてくれるんだよ」

僚子に説明しながら、娘は「マンドリン」と「和太鼓」と「麻雀」をならうことにした、とそれはうれしそうな笑顔だったという。

娘は、ときどきは睡眠不足のため、遅刻したが、それでも毎日かかさず通院した。主治医は、

「十三歳のあなたが、睡眠薬までのんで、翌日かならず起きてしなければならないことなんて、世のなかにはなにもありませんよ。眠れなかったら、そして起きられなかったら、病院を休めばいいんですから。勝手に自由に、をモットーにしてください」

約七ヵ月が経過した。デイケアの合間の、月に三回あるカウンセリングも、娘におおきな影響をあたえたようだ。

「カウンセラーの先生、大好き。あの病院のなかで、いちばん好き」

わたしはこれを僚子からきいたとき、「回復は早いわ、きっと」と予感した。ひとを好きになるということは、自分の悩み以外の方向に関心がむいた意味であり、また、好きになったひとには、自分の心の扉をあけやすいという面も期待できる。

はたしてこののち、十日ほどしてから、娘は、自分の意思で通学を再開した。そして、

下校後に毎日デイケアとカウンセリングをうけに通院をつづけている。

まだ、すこしは集中力低下の症状がのこっているが、

「勉強にたとえ身がはいらなくても、学校にいくだけはいくことにしたの。いまは勉強のおくれを気にしないで、学校にいけるようになった自分がうれしい」

ポジティブな感情が芽ばえてきたようである。

ここで、彼女とはちいさいときからなじんでいるので、わたしは無遠慮にいってのけた。

「ふ〜ん。学校にはいくべきもの、そしてよい成績をとってよい会社に入ることが幸せ、としたいままでのくだらない概念に添うことにしたの。へへっ、根性ないねえ。せっかくひきこもって、なにも考えずにのらくら生きているひとより、うんとうんと、苦しんで悩み考えたんでしょ。それなのに通学再開なんて、ひきこもった意味がないじゃないの。

学校なんかやめちゃって、マージャンがあんなにうまくなったんだから、女流プロ雀士になってやろう、という考えはわかなかったわけ。せっかくひきこもったのにさ、その経験をいかしてないじゃないの。凡人より、いっぱい悩み考えたその結論が通学再開なんて、あまりめでたくないわ。なんで社会のルールにしたがおうとするのかね、自分の人生のルールなんて自分でつくるものだわよ」

彼女は腹をかかえて笑いながら、

「ハルおばちゃんは、あいかわらず過激ね。そんな過激なひとが、よく生きてこられたね。おばちゃんは自分の息子が進学するとき、『高校なんかいくな。カネはやるから世界じゅ

うほっつき歩いてこい』って、いったんだったね。世のなかに、『学校にいくな』なんていう親って、いないよふつう。親って、子どもが学校にいってると安心なんだよね。あのね。わたしが学校にいきはじめてさ、けなしたのは、おばちゃんがはじめてだよ。みんな喜んでくれてるんだよ」

みんな、とは彼女のクラスメートたちのことで、ある子は涙ぐみながら「よくきてくれたねえ」といったそうだ。

僚子たち家族にとって、ふつうの日常生活がもどってきた。娘の心の失調状態は、薄皮を一枚一枚はぐように回復の方向にすすんでいる。

僚子の談話――。

Mの診断はもともと誤っているのだから、娘に投与された薬剤は毒薬にひとしいではないか。こんなに大量の毒薬が投与されてしまった娘の身体には、将来的に、思いがけない後遺症はでないものなのだろうか。

学業中は？　就労時は？　結婚時には？　出産時には？　中年期には？

そもそも、誤診断における誤治療とは、犯罪ではあるまいか。

Mにはもともと診断能力がなかった……？

勝手につくった造語は、ただしい病名とはいえないと、N院長はいった。いわれれば、たしかにN院長に軍配があがろう。現実に、娘の状態を改善させている事実もある。

Mは自分の診断を検証する姿勢をみせなかった。たくさんの種類の抗ウツ剤をつぎからつぎへと投与して、それで効果がなかったのなら、診断そのものを疑うべきではなかったか。そういう科学的思考をせずに、「きみの場合は、めずらしい症例だ」などといっつのっていたのである。

Mは、臨床家とはいえない人物だったのかもしれない。専門家面していても、現実には精神医学にも薬学にも無知であった。だからこそ、患者の身体に大量の薬を闇雲に投与するしかなかったと考えれば納得がいく。精神療法もしない（できないのだろう）、薬学も無知、心理テスト・絵画テストもやりっぱなしであり、テスト結果を分析したり、それに的確に対応したり、また、いちばんふさわしい治療法を考えることもできなかった。それこそが、医者としての仕事であろうに。ああ、なんということだ。Mは臨床家としても、研究者としても、プロではなかったのである。

患者をこれほど苦しめながら、Mは現在ますます、たくさんのメディアに起用されている。メディアのほうは、なぜか、肝心な、Mの診察能力については言及しない。広報活動に熱心な医者だから重宝しているのだろうが、だがそのかげで、有名医イコール名医と勘違いした患者やその家族が、どれだけたくさん泣かされ耐えているか。

Mに一筆いれてもらいたいと、僚子は真剣に望んでいる。近々、行動をおこすそうだ。

——約三千錠の薬剤については、将来にわたって後遺症などがいっさいでないことを保証します——と。

# イズム診療ってなに？

わたしが不惑の齢《よわい》をむかえて、はじめて、なぜウツ病を発症したのか、いや、発症させられたのか、その原因を述べたい。

犯人は、カルト・ヤマギシである。まことうかつにも、ヤマギシの「洗脳」をうけてしまったのである。「洗脳」なのに、単なる「自己啓発セミナー」だと信じきっていたのには、こんな理由《わけ》があった。

じつはわたしがヤマギシの名を知ったのは、十九か二十歳のころだった。マルクシズムの流血革命にたいして、ヤマギシズムは無血革命だと勝手に思いこんでいたので、ヤマギシにはむしろ好感すらもっていた。こんな背景があったから、その約二十年後、知人の誘いにのって、のこのこと洗脳の場に出向いてしまったのである。

「有機農法」や「金の要らない仲良い楽しい村」などと甘いイメージをふりまいているヤマギシは、じつは日本にはめずらしい政治カルトであり、Z革命（アルファベットの最終文字は世界最終革命を意味する）を目的とすると称しながら、洗脳にひっかけたひとの全財産と全人生を収奪し、われひとり肥え太っている集団《カルト》である。

ヤマギシはこの実情をかくして、特別講習研鑽会《けんさん》（略名・特講）と称する、世界最強の洗脳会を現在までに千数百回も開催している。そうして、洗脳されてヤマギシに参画した人々の身ぐるみをはぎ、『命までも差しだす』と書かれている書類にサインをさせる。

ところが、この数年、有機農法どころか大量の農薬使用が広く知れわたり、激しい児童虐待もあらゆる方面から告発があいつぎ、脱税その他、多数の訴訟をかかえていることなどが、テレビや新聞などでおおきく報道された。

反ヤマギシの市民運動「ヤマギシを考える全国ネットワーク」などの地道な活動もくわわり、すっかり化けの皮がはがれてしまったのがこんにちの姿である。そのせいか、現在は参画者に続々と偽装脱退あるいは強制脱退をおしすすめ、組織の縮小をはかっているようなポーズをみせている。

ヤマギシの洗脳が世界最強と断ずるのは、四十年以上もつづいているカルトは、世界のどこにもないからである。カルトの目的が「財産と身体の、生涯にわたっての収奪」という反社会的なものである以上、いつかは世論や法律から制裁をうけ、縮小や消滅の道をたどるものだ。しかしヤマギシは、創始者山岸巳代蔵《みよぞう》氏があみだした比類なき洗脳法があるかぎり、しぶとく生き残るであろう。

洗脳の場で、わたしの自我は汚れた土足で踏みこまれて、ビスケットみたいにかんたんに割れてしまう。そしてなおなお、砕かれ、粉々になり、風塵《ふうじん》となって消滅した。わたしの大切な自我は、潰滅してしまったのだ。脳を頭蓋骨から取りはずされて、バケツのなかで、シワの一本一本までじゃぶじゃぶ、じゃぶじゃぶと洗われたごとくに……。

なお、洗脳されて新たに刷りこまれた思想には、じつに奇妙な、論理的な整合性があることをお伝えしておきます。ゆえに、ふつうに思考力のある人間なら、だれでも洗脳にはひっかかるという意味にもなります。

たった八日間で蹂躙《じゅうりん》されぬいたわたしの自我は、その完全な回復に、約十年間という歳月がついやされた。最初の六年間は自力で、あとの四年間はおなじ洗脳をうけたひとたちの救けをかりて。

洗脳をうけたのち、一年たたぬうちにウツ病が発症した。洗脳された後遺症がウツ発症という形であらわれたのである。これは断言しておく。洗脳前と洗脳後に、わたしの平凡な生活にはなんの変化もない。にもかかわらず、洗脳後に初の発症を見た。わたしのウツは性格からくる類《たぐ》いのものではないのである。

つまり、「他者の脳をいじくる行為」は「人工的に精神病をつくりだす行為」と同義語なのである。ただし日本の司法は、ヤマギシの洗脳行為を違法とはしていない。

洗脳をうけた十余年まえは、時代的に、まだ、洗脳およびマインドコントロールの概念が社会にほとんどなかった時期である。わたし自身も、ヤマギシズムというものに、マルクスを超えた無血革命の夢をみつづけてもいたのだろう。安易な気持ちで洗脳の場に出向き、洗脳され、自我の完全な回復まで十年間も必要としたこのわが愚かさに、いまなお、悔やみきれない想いがのこっている。

洗脳は頭脳へのレイプである。

激しくレイプされ操作された脳は、やがて病んでいき、ウツ病発症という事態をむかえたというのが結論である。そのときの心象風景をひとことで表せば、寂寥《せきりょう》たる虚無感のなかでひたすら魂が浮遊している状態……である。

脳は、一度は潰滅させられたことを憶《おぼ》えている。医学的にも、洗脳されると脳の海馬という部分が縮むことが証明されている。ウツ病は、わが持病として、この脳にしみついてしまっているのだ。

人為的に他者の脳を改造するヤマギシを、わたしは生涯ゆるさない。洗脳行為を理解できない日本の裁判官たちが、フランスの裁判官のように「洗脳に理解をもつ」時期がきたら、わたしは余生ぜんぶをブチこんで、ヤマギシが潰滅するまで闘う決意をしている。それまで元気でいてね、ヤマギシの幹部ども。

柏原《かしわばら》（仮名）さんが、その思想に共鳴してヤマギシ会に参画したのは、三十六歳のときである。同い年である妻のほうが参画には積極的だった。それ以前から、もう何年ものあいだ夫婦仲がかんばしくなかった事情が、ヤマギシズムに傾倒したひとつの原因でもある。

「ヤマギシにいけば、自分も妻も子どもたちも家族みんなが平和に暮らせるにちがいない」

それを確信しての決断だった。子どもの当時の年齢は三歳と五歳。

勤続十三年の会社を退職してその退職金の全額、マイホームを売却して得た金、そのほか預金や保険をぜんぶ解約し、つまり全財産を丸ごと差しだして、

「『命』までも無条件委任する」

ことを承諾して参画したのである。

温厚で内気な性格が顔に描いてあるような柏原さんは、参画に走ってしまった動機をこう内省している。

「自分は依存心のつよい人間だったと思うんです。妻には完全に依存していて、よくそれを指摘されたものです。ヤマギシに参画したのも、結局はヤマギシに依存したのじゃないか、自分の全人生を依存してしまったんですから」

自己批判すべきは、本来的にはヤマギシである。だましたほうであろう。

夫婦そろって特講をうけ、参画することを視野にいれはじめたころ、じつは柏原さんは抗ウツ剤を服用していた。特講受講まえから、彼にはときとして心の失調状態があらわれていて、ヤマギシが自称する「ユートピア」なるところで生活すれば、心はいつも平穏であろうという期待もあった。そうしたら抗ウツ剤とはもう決別できる……。

——命令をする長がいない。決して腹をたてない無我執の人々との共同生活は親愛の情にみちた幸福一色の世界——

とヤマギシは喧伝《けんでん》している。これが最大の売り文句である。

命令者がほんとうにいないなら、人々は自主的に労働も学業も生活もできる。なんと自由なことだろう。そのうえ、なにがあっても絶対に腹をたてない人間がほんとうに存在するなら、我執がかけらもない人間ばかりがほんとうに存在するなら、なるほど、その共同生活はあたたかな情愛にみちた幸福な世界である可能性はあろう。

柏原さんは、ヤマギシの窓口の女性に相談をもちかけてみた。

「参画することに心が傾いているんだけど、私は現在、軽度のウツ状態にあって抗ウツ剤をのんでるんです」

彼は「それなら、治ってから参画したらどうか」という返事がかえってくることを想像していたのである。しかしその女性の答えがふるっている。

「抗ウツ剤をのんでるひとなど、ヤマギシには何人もいるわよ。だからそんなことは気にしなくていいの、参画しても大丈夫」

ヤマギシの人々のなかに、抗ウツ剤を服用しているひとが何人もいる？

だれにも命令されず、いかなる忍耐も必要とせず、怒られることもなく、いっさいの抑圧がなく、情愛でつながった幸福一色の世界のはずなのに、ウツ病になるひとが何人もいる？

幸福一色世界に、精神を病むひとがいる？

抗ウツ剤の必要なひとがいる？

この大いなる疑問を、疑問として感じなかった柏原さん。感じないから追及しなかった柏原さん。洗脳とは、このように、ふつうの知性の持ち主が、感じるべきことを感じなくなるほど強力な脳の操作なのである。まず疑問を感じ、充分に検証し、吟味する姿勢があれば、参画は思いとどまったにちがいない。しかし洗脳をうけた人間は、洗脳をした団体への批判力を失う。そのように脳の操作がされている。ヤマギシだけが真理の思想だと、全人幸福をはたす唯一の哲理だと、骨の髄まで思いこまされてしまうのである。

ちなみに、洗脳されたわたしが参画を思いとどまったのは、ひとえに、自分のいまの仕事をやめることが「いや」だったからである。毛一筋ほどのこっていたわが我執のカケラが、「いや」だとおしえてくれたのだろう。のちに判明するのだが、ヤマギシは、医師・パイロットなど特権的な職業は（広告塔として利用するために）持続させるが、そのほかの職業はすべてやめさせる。わたしは洗脳されても、直感的に幸運にもこれを感じとったのだった。

おかしなことに柏原さんのウッ病は、「抗ウッ剤服用は参画時のマイナス要因にならない」とされたせいか、気分が一気に高揚して、治癒してしまう。したがって、参画時は心身ともに健常者である。

じつはヤマギシというところは、精神病者を徹底的にきらい排斥する、親愛の情など絶無の非情な組織である。

我慢や不満のない幸福一色生活がヤマギシズムの神髄であるはずだから、その生活のなかに抑圧を感じ、それに忍耐しぬき、果てには心が病んでしまう人間など、存在してはならぬのである。もしそんなひとがでたら、ヤマギシズム自体の正当性が揺らいでしまう。また、ヤマギシのいうように、「あたたかな親愛の情がみちみちた、真実、露ほども抑圧のない幸福な生活」をおくっていたら、精神病は発症しにくいであろう。だからこそ、ヤマギシは精神を病んだ人間をきらい、発病したら、ただちにその病者の親元に強引に引き取らせるほどの徹底ぶりである。こんな例はくさるほどあるのだ。幸福一色の世界に、精神を病んだ人間は不要なのである。迷惑なのである。

さて、「真理とともに生きる理想的な生活」を確信して、柏原さんと家族のヤマギシの村（実顕地と称している。根〈本〉拠地の意）での生活がはじまった。

彼にあてがわれた仕事は、それまでに経験したことのない苛烈《かれつ》な肉体労働だった。部署は畜産の飼料センターである。

牛や豚の各種飼料の配合とその運搬というのは畜産業の主要な部分であり、肉体を酷使する労働である。またそれとともに、搾乳や乳牛の糞《ふん》のしまつ（数百キロの糞をスコップですくい取る）なども、たいへん腕力を要する仕事だった。牛の気分というものは、いつも平穏ではなく荒れているときもある。そのようなときは、仕事は輪をかけてハードになるそうだ。

しかも当時のヤマギシには元日以外は休日がなく、年三百六十四日の労働だったのだ。睡眠時間も連日五時間ほどしかとれず、食事や入浴、それと日に何回もおこなわれる研《けん》鑽《さん》会（目的は、より強力な思想注入）の時間をのぞき、一日十五時間以上もはたらく激烈な生活だった。法定労働時間は週四十時間である。彼の労働時間はこれを二・五倍はうわまわり、いつ過労死してもおかしくない強制労働だ。これが賃金ゼロというのだから、資産家ヤマギシのひとり勝ちである。

ヤマギシには「なんでもハイでやります」という合言葉がある。この字句をじっと見つめてみてください。

このことばの裏側をよくみてみると、「なんでもハイといわせる」人間の存在がうかびあがる。「ヤマギシには命令する長がいない」なんて、いったいどの口でいえるのか。

どんな疲労状態にあろうとも、この命令者が「つぎはこの仕事を。これは公意だ」といえば、理念上、ノーとはいえない。死にそうなくらい身体がきつくても、「ハイでやります」と応じるのだ。「公意」というのは、表向きは「全員一致できめたこと」、しかし事実上は、上から下への「命令」と同義語である。たとえ高熱を発していようとも「公意は、なんでもハイでやります」と、身体にムチうつしかないのだ。すさまじい上意下達の組織なのだ。

そんなさなか、いったんは仲が修復されたかにみえた妻が、とうとう離婚話をきりだしてきた。妻を愛している柏原さんは、彼女の意思がどんなにかたくても、つらくてなかなか承服できない。

しかし彼女のつよい要請によって、別居生活を余儀なくされてしまう。仕事のつらさと離婚話、そして独居生活のトリプルパンチをうけ、彼はとうとうウツ病を再発してしまう。

彼は実顕地内にあるヤマギシ診療所に通院することになる。

ヤマギシ診療所とは、外科も内科もある、れっきとした健康保険指定の診療施設である。ただし、医師も看護師もヤマギシの人間のみである。この診療所は、医師や看護師の資格をもっていない素人（ヤマギシの女性幹部）の氏名を、治療者として堂々と掲げていた事実もある。医師法第十七条の堂々たる違反、本来なら逮捕ものである。

彼の担当医は、ヤマギシの広告塔として有名なH井精神科医。

投薬治療をうけはじめてほんの二、三ヵ月たったころ、まだ治療効果もでていないときに、なんの説明もなく担当医がいきなり替わった。ヤマギシではめずらしい事象ではない、生活する地も仕事の変更も、『係』のたったひとことの通告で、即日実行される。『係』は、事実上の長である。たとえば、きょう三重県で生活し働いていたひとが、あすは北海道で働いているといった具合だ。

担当医が替わることくらい、なんでもないのが「正しいイズム生活」なのである。

担当医変更によって、もし患者が不安や苦痛を感じるとしたら、それは『我執』のせいである。だから患者自身が自分の問題として解決すべき性質のものであり、患者の思惑を斟酌《しんしゃく》せず勝手に担当医を変更する側には、なんの問題も責任もない。人間らしい自然な感情がわいても、「それは我執のせい」という考えかたは、ヤマギシズムのひとつの核である。

あたらしい担当医は、悪名たかきY田医師であった（「由布さんの薬箱」に登場するY

田医師とイニシャルは同じだが、別人である）。

ヤマギシ出版から子育ての著書をだすほどのこの人物は、じつは陰では、ヤマギシが預かっている子どもたちを「めっちゃくちゃ殴る」ので有名な精神科医である。ヤマギシはヤマギシンパから子どもを預かる商売もしている。子どもにヤマギシズムを注入すれば、将来的に親を（全財産ごと）参画に誘導できるから、子どもというのはヤマギシにとって大事な商売道具なはずだ。にもかかわらず、Y田医師は子どもたちに暴力のかぎりをつくし虐待していたのである。

そんな人物がウツ病患者である柏原さんの担当医となり、その後四年三ヵ月という長い歳月のあいだ、このY田医師とのおぞましい攻防がつづくことになってしまう。

投薬は、一回量六〜八錠を四分服（一日に四回にわけてのむという意味）。

「私はそれまでのウツ病経験で、三環系の抗ウツ剤は効かないんです。それがわかってるからちゃんと説明した。それなのにY田医師は三環系を処方するんですよね。こちらも、なにものまないと、このままだめになっちゃうんじゃないかと不安になるから、やむをえず与えられた薬をのみつづけたんです」

医療法第一条の四の違反行為である――医療の担い手は（中略）、医療を受ける者に対し、『良質』かつ『適切』な医療をおこなうよう努めなければならない――

「患者心理としては、医者から処方される薬をのまない勇気ってわかないものですよね」

「そういうものみたいねえ。降圧剤はよくないと知っているのにやめられない友だちがいるのよ。なんでしょうねえ、患者心理というのは。宗教みたいに薬にすがっちゃうのでしょうか」

「あ、シモダさんもウツ病の経験者ですね。それでは、ウツが発症したときのつらさはわかりますね」

「もちろんです。ウツさえ治ればなんにもいらないと思うくらい苦しい。自分の存在価値を否定しちゃうし、なんにも行動をおこせないし、意欲のなくなる病気はほんとうにつらい。死んだら楽になるだろうな、とつい考えちゃうこともありますよ」

あるとき、効きもしない三環系抗ウツ剤をのみつづけていた柏原さんに、転機がおとずれる。

ヤマギシでは他のカルトと同様、「親子分離」が正しいとされ、学齢期にある子どもたちは子どもたちだけの集団生活を送っていた。ヤマギシには全国で四十カ所ほどの実顕地があるが、親と子の住む場所がそれぞれちがう地に配置されることも多い。たとえ親子が別居生活をするにしても、おなじ敷地内に住んでいれば子どもたちの精神も安定しようが、ヤマギシはそのような配慮はいっさいしない。だから子どもの脱走事件が再々おきるのだ。ちなみに親子が会える許可がおりるのは、月に一〜三回程度である。

柏原さんにとって、ふってわいたような転機とは、職場の配属替えだった。彼があたらしく配置された実顕地は、なんと、わが子が生活している実顕地だったのだ。

彼は毎日こっそりと（堂々とやったら、ケンサンと称するツルシアゲを食らう）子どもの顔を見にいくようになった。遠くから顔を見るだけの、たったこれだけの幸せが、彼の精神状態によい作用をもたらした。ウツ症状がすこしよくなったのである。それを自覚した彼はY田医師に申しでた。効きもしない三環系の抗ウツ剤をやめるチャンスでもあった。

「ちょっと症状がよくなってきたので、いままでの抗ウツ剤をべつのかるい薬に替えてください。いままでの抗ウツ剤は副作用がつよくて、肩から首にかけてひどい痛みがあるんです。とくに首は、まわらないほど痛いんです」

ところがY田医師は、ききいれようとしなかった。どんなに説明しても、がんとして首をたてにふらない。あいかわらずおなじ抗ウツ剤を処方してよこすのである。

これは一般的に、『私の処方』と呼ばれているだめな治療のひとつである。標準治療を無視して、医師が自分勝手な思いこみで薬剤の処方をすることをさす。

また、柏原さんが訴える副作用については、

「百人以上の患者につかってるのに、だれもそんなことをいってこない。副作用に筋肉痛などあるはずがない」

断定するのである。患者が「痛い」と訴えているのに、「痛くない」と否定している。これが医者なのだ。

それにしても百人とは驚嘆すべき人数である。ヤマギシの人口は、常時おとなが二千人である。入会者、脱会者が多く、出入りが激しいのだが、人数としてはこの十年ほどは一定して二千人と推測されている。患者の人口比を考えてみたら、とてつもない数値である。

この数値一点だけで、ヤマギシはユートピアということばを捨てるべきだ。抑圧のおおい我々の世界とどこがちがうのか。

彼が服用していた「レボトミン」は、重大な副作用として『強度の筋強剛』が公表されている。これが昂進《こうしん》すると悪性症候群、つまり死亡することもある重大な副作用である。副作用の症状に耳をかさない医師は、医師として失格である。だいたいが、医療法第一条の二に違反しているではないか。「医療は、（中略）医療を受ける者の心身の状況に応じて行われ」なければならぬと書いてある。まったくＹ田医師は法律違反の多い医者である。

万策つきた彼がやむなくつぎにうった手は、「医者がだめなんだから、看護師にたよる」ことだった。集団生活のなかで医師をえらぶ権利さえない患者が思いつくのは、実際それくらいしかないだろう。彼は看護師に一生懸命、「痛くてたまらない」状況を仔細《しさい》に説明した。看護師だけが頼みの綱だった。

だが、彼の必死の願いは完全に無視される。看護師はカルテに記載されている処方をかえようとしない。彼はあせる心をなだめなだめ、看護師に頭をさげるしかなかったのである。

「お願いです。お願いします。私がいま説明したことを、せめてＹ田先生に伝えてください」

何度も何度も訴えれば、ひょっとしたらＹ田医師も考えなおしてくれるかもしれない。そんな期待があってのことだが、もちろん、看護師はＹ田医師にまったく伝えようとしなかった。彼の願いはまたもや無視されたのである。

Y田医師は、ふんぞり返ったような姿勢のまま、こういい放ったという。

「ハイ、で受けろ。ハイで!」

命ぜられたら、それがどんなに理不尽なことであろうと「なんでもハイでやります」と受けることが正しい「理想社会」なのだった、ここは。まちがった処方薬でも有無をいわさず「ハイでのませる」のが正しい治療法なのである、ここヤマギシでは。

「そもそも、薬について抗議すること自体がおかしい。そんなことを考えずに、のん気にぼ〜っとしているのが当然だろう。こちらは正しいイズム診療をしているんだから」

ヤマギシ診療所においては、世界じゅうの国が目指している『標準診療』を排斥し、独自の『イズム診療』とやらがおこなわれているのである。日本国家が健康保険指定までしている診療所で『イズム診療』だけがなされているのは、またまた、法律違反の疑いが濃厚である。

イズム診療とはなにか。ヤマギシズムを根本思想におく治療とはどんなものなのか。柏原さんの理解では、こうである。

「ヤマギシズムには、『病身と病気の分離』という考えかたがあるんです。わからないでしょう?」

「うん、わからない」

「私にもよくわからないんだけど(爆笑)。つまり、患者は、医師の治療の善し悪しは検《しら》べない。患者自身のことだけを検べるように仕向けられてるんですね。相手のことは検べない、医者のことを検べてはいけないんです。自分のことのみを検べる。そうすれば必然的に、自分の我執ということに突きあたります。だから最終的には『なんでもハイ』にならざるをえない。これがヤマギシズムです、すべてが個人の我執のせい」

ほんとうにわかりませんな、理解不能ですな。

「副作用のある薬をやめてほしい」という生体維持のための欲求が、患者の我執のなせるわざとは！　ばかみてェ、といったらお行儀わるいかしら。

なお、「検べる」とはヤマギシ用語であり、検証するといった意味にちかい。しかも、重箱の隅をつつくような執拗《しつよう》さで。

「結局、Y田医師の治療では病気は治らないんですよ。彼自身が、自分の処方は正しいかどうか、自分自身を検べないかぎり」

なるほど。イズム診療とは、医者が主役であるという意味ですね。患者は脇役にすぎないんだから、ものいうな、という意味ですね。ま、一般社会でも似たようなものですが。

医師とはなにか。その定義をさぐってみると、医師法と医療法を読むだけで、このように浮かびあがってくる。

――医師は、高邁《こうまい》な倫理観と高度な知識・技術力をもとめて研鑽《けんさん》につとめ、科学的でかつ適正な治療を……。

イズム診療とやらを遂行するヤマギシの医師は、日本の法律を無視しても許されるし、不勉強でも怠慢であっても許されるわけだ。医療過誤とは、患者の我執がもたらすものだから……。お行儀わるくても、ばっかみてェ、といいたくなるわね。

「イズム診療のふしぎなところはですね」

柏原さんは、これだけはいっておきたいとばかりに身をのりだした。

「四年以上にわたる診療期間のなか、とちゅうの丸二年間は診察自体がなかったんですよ。実顕地間での物のやりとりに定期便があるんですが、その定期便のなかに私の薬が積まれている。医者と患者が顔もあわせないで、二年間ものあいだ、こちらが提案用紙に記入したとおりの薬が二週間おきに手元にとどくんです」

ヤマギシでは、個人的に必要なものは提案用紙に記入し提出し、幹部が認めれば手にすることができる。却下されることのほうが、もちろん多いそうだが、薬剤に関しては認めるしかないだろう（柏原さんは診療所のある実顕地から遠い地に配置転換されたので、「効かない薬のおしつけ」からのがれて「自分の好みの薬」を提案できるようになった）。

抗ウツ剤は、一〜二週間後に薬効があるかどうかがわかることが多い。だからどこの病院でも、医師は一〜二週間おきに患者の訴えをきき、また全身状態を観察して処方をあらたに変えたりする。これが常識的な治療である。

これをせずに、二年間も顔をみない患者の提案どおりの薬（もちろん三環系を避けて。しかし、素人の提案した薬種がかならずしも正しいわけはないだろう。患者は医療者ではないのだ）を機械的に投与するとは、げに、イズム診療とやらのおぞましさよ。医師法第二十条――「医師は、自ら診察しないで治療をし、若しくは処方せんを交付し」てはならない――にあきらかに違反しているではないか。

医師会は、法律違反をくりかえしているこのような医師を野放しにしておいてよろしいのか。Y田医師のやりかたは、医療者全般の尊厳をみずから放棄する行為だと思いませんか。

ヤマギシにいる、心を病んだべつのひとの実態を、柏原さんは一例だけおしえてくれた。

「診察日に大雨がふった日があって、ヤマギシ診療所まで車で送ってあげた娘さんがいたんですよ。

いた、と過去形でいったのは、彼女は生活館とよばれる五階建ての建物の五階から投身自殺してしまったからなんです。Y田医師の治療を継続してうけていたのにですよ。Y田医師が彼女の『自殺企図』を見抜けなかったんですね。精神科医としてイの一番に心がけて見抜くべきことは、患者の『自殺企図』でしょうよ。それなのにY田医師は見抜けなかった。彼が死なせたと私は思っています。なにしろ現治療中の患者なんですから。

まだ二十代の娘さんなんですよ。かわいそうでならなかったです。

車に同乗しているとき、対向車の水しぶきに強い恐怖感を感じるらしく、顔をひきつらせてこわがっていました。いま思うと、症状がそうとう悪化していたのでしょうね。うんとつらかったんでしょうね。

若い娘さんが自殺するなんて、私はたまらない気持ちです。私にも子どもがいますから」

ヤマギシでは、患者が自殺しても主治医が責任を追及されることはない。自殺したのは、主治医の能力の問題ではなく、自殺者自身の我執の問題と切り捨てられる。

診察のないまま抗ウツ剤をのみつづけていた柏原さんに、あるときとうとう、離婚を承諾する日がきてしまう。

それを機に、彼はウツ病の治癒をみないまま、ヤマギシを脱退することを決意した。ヤマギシにいたのは約五年間。そのうち四年半ほどは、ウツ病にかかっていた。それを治せなかったヤマギシ診療所の、ふたりの精神科医。

自由な社会にもどってきた彼は、すぐさま、心療内科にかよいはじめる。

さいわい、Y田医師よりは腕のたつ医師（おおかたの医師はY田医師よりは有能であろう）にめぐまれ、かなり早期のうちに（三カ月ほど）抗ウツ剤を卒業してしまう。現在は「一日に一粒だけ精神安定剤」をのみながら、あたらしい職業につくこともできた。

わたしはひそかにこう考えている。彼は医師にめぐまれなくても、ヤマギシを出たことだけで、自然治癒したのではないかと。

彼が参画した時点で、もともとヤマギシは「抗ウツ剤服用者が何人もいる」抑圧と強制の多い世界だったのだ。発症者がでやすい「理想社会」とやらだったのだ。しかもそのうえ、精神科医は役にたたぬときている。してみると、ヤマギシというところは、刻々と、心を病んでしまうひとが増加の一途をたどる世界であるにちがいない。なお、脱退者が発症あるいは自殺する例が続出している事実もある。

あたらしい一歩をふみだした彼の最高の楽しみは、ふたりの子どもとの文通だという。最近のヤマギシは、世論やマスコミから厳しい批判をうけたせいか、徐々に改善のきざしを公に見せつけている（わたしはただのポーズだと思っているが）。郵便物を当人に無断で勝手に開封、破棄してしまうことなど日常茶飯事だったが、いまはちゃんと当人の手元に届くようになった。だから、親子の文通が可能になったのだ。こんなあたりまえのことを、「全人幸福一色の理想社会」と自称するヤマギシが、やっとできるようになったわけである。

# 老女の恋（ファーストラブ）

二十代の女性ひとり、青年三人のバンドグループがある。茶髪にピンクのメッシュをかけている女性がドラムス、左の耳だけ四つのピアスをつけのがギター、ボーカルはスキンヘッド冬でもタンクトップしか着ずブレスレットを十本も二十本もはめているのがキーボード、ボーカルはスキンヘッドなのに顔のなのに顔の髭《ひげ》は伸ばしほうだい伸ばしている子。まるでヘビメタでもやりそうな風体のグループだが、彼らの得意とするところは、なんと、甘やかなバラードと童謡とコマーシャルソングのみ、というのが特徴である。

全員、いまはわたしの友だちである。四人とも精神疾患があり、現在、通院投薬中である。

この四人は、もともとは病院で知り合った仲だそうだ。このグループのなかのひとりと、わたしの親しくしている男友だちが、学生時代の先輩後輩の間柄だったという縁で知り合ったわけである。

彼らは定職にはつけない。出社・退社時刻や仕事そのものも、規則でがんじがらめの株式会社というところは勤まらない。規則やシステムが抑圧となり、病状が悪化する可能性のある精神状態だから。

でも、彼らはとうとうバンド結成をやってのけたのである。とても立派な子たちだ。考えてみてください。四人全員が好調状態でないと、練習さえできないのですよ。ひとりでも失調状態だったら、合同練習はできません。

結成してから、ひとさまのまえで演奏できるまでに四年もかかっているのだ。それぞれ、自分のパートだけは熟練しているのに。

いま彼らは、あちこちの精神病棟や高齢者の施設、そのほか保育園などにまで慰問演奏にいっている。ときによっては、数千円の謝礼をちょうだいすることがあるが、そんなときは四人で仲良く分け合っている。当然のことながら、慰問というのは基本的に無料である。

これは、稼ぎがあろうとなかろうと、彼らは（三人は親がかり、ひとりは生活保護だが）全員、自立している、とわたしはとらえている。たしかに世の人々みんなとおなじ、「会社に通い、職務をまっとうする」ことはできないが、そのかわり彼らだけができることをしている事実をもって、そう思う。

自治体は、このような若者を非常勤でいいから、公務員として雇うことを考えてみませんか？

彼らを雇えば、まず彼ら自身の福祉になるし、あちこちに慰問演奏にいき聴衆を楽しませているのだから、こちらも福祉の充実に貢献することになる。一石二鳥ではないか。賢いお役人さん、ぜひ、ご一考を。

彼らと友だちになって以来、わたしはときどき、部外者入場可能な場所で演奏するときに招《よ》んでもらえるようになったし、あと、「そろそろ（曲が）仕上がるから、くる？」と呼びだされて、練習風景をみせてもらうこともある。

練習場所は、ボーカル担当の子の自宅の離れである。物置を改造して（みんなで手作りして！）つくったスタジオである。この家の敷地は百坪ほどあるので、離れのスタジオでどんなに派手な音をたてても、だれにも迷惑がかからない。このような幸運がないと、若者たちのバンドは最後には挫折《ざせつ》してしまう、スタジオの賃料捻出《ねんしゅつ》の問題で。

木漏れ日のまぶしいある日の練習曲は、「夕焼けこやけ」をボサノバ調にアレンジしたものだった。

「最初に建ったのは、大正？　明治？　まさか昭和ではないでしょう」

とわたしがからかうくらい、古い古い木造のスタジオの広さは、畳数にすると十畳くらいだろう。正体不明の家具様のものも壁際に積まれており、わたしを招んだときだけ、「特別に母屋からもってきたんだよ」という丸イスが用意される。

わたしはそのイスの上であぐらをかき、左手に灰皿をもち、タバコをすいながら練習しているところをみながら楽しんでいた。

「ちょっと、ひとやすみしない」

ギター担当の子の声があがった。そのとき偶然、ドラムス（通称、お嬢）の子とわたしの目があった。その瞬間、「あ、またきた」と思った。お嬢に、パニック発作がきたのだ。幻覚の襲撃である。

わたしは彼女に駆けより、そのまま床にすわらせた。そうしてわたしも横にすわりこみ、右腕で彼女の肩をだきしめ、手のひらで腕をさすり、左の腕も手も彼女の身体に密着させた。

彼女の幻覚は、彼女の言によると「大理石みたいに真っ黒で硬い巨大な壁がむこうからじわじわ動いてきて、わたしを圧《お》し殺そうとしている」ものである。

わたしはいっときも口と両手両腕をやすませない。

「お嬢、大丈夫よ。壁はそばまできたら、壊れることになってるんだから。わかってるじゃないの、あんなものウソッパチだって。大丈夫よ、わたしがこうやっているんだから」

ひっきりなしに耳元でしゃべりながら、つよくつよく抱きしめ、さする。

彼女の顔は恐怖にひきつり、凍りついている。彼女の震えがわたしの身体に伝わる。こまかいこまかいさざ波のような震え。彼女の身体の中心点、おへそのあたりが震源地である。彼女はこの幻覚を、幻覚だといまは理解している。しかし理解してなお、黒い壁がこちらにむかってじわじわ近寄ってくる恐怖感は去らないのだった。

青年たちがわたしたちを取り囲むように、そばにしゃがみこんでいる。みんな、慣れている、この場面には。小一時間（まれには二時間以上かかることもあるが）ほどつよく抱きしめ、身体のどこもかしこもさすりつづけていれば、かならず発作はおさまることを知っている。けれど、心配なことには変わりはないのである。

ようやく発作がおさまった。

その証拠は、彼女自身が主体的にわたしに抱きついてきたことである。発作中、わたしに抱きしめられているときは、意思を喪失した彼女の身体はしがみつきはしているが、抱かれるにまかせている。恐怖感が完全に去って、安心という境地を得たとき、彼女の身体は意思のままに素直に抱きついてくる。

「おさまってよかったね、セン（仮名）さんがくるまえで」

キーボードの子がいったとき、わたしはすっかり忘れていたことを思いだした。この日は、このグループに「はじめてできた追っかけファン」を紹介したい、といわれていたのだった。

彼らが演奏をする日時と場所をかならずメモして、どこにでもあらわれる八十代の女性。わたしの予備知識はこれだけだった。演奏場所に追っかけてきてくれるセンさんの存在が、彼らはだれにでも紹介するほどうれしいのである。夢みるようにうれしいのだ。

着物を着た女性があらわれた。知識のないわたしでも、ひとめで上質なものとわかる着物だった。背は思ったより小柄ではなく、百五十五センチくらいはありそうだ。

「こちらがハルミさん」

「こちらがセンさん」

わたしたちは若者の紹介のもとに会釈をかわした。正面からみたセンさんの顔は、異様に厚塗りの化粧だった。アイラインは五ミリほどの幅、深紅の口紅は上唇からも下唇からもはみだしていた、塗りこみすぎて。頬紅も、熱でもあるかのごとく赤かった。

これが、わたしとセンさんの出会いだった。


日本では、精神科（むかしは脳病院といったようだ）における投薬治療の歴史は、たった五十年しかない。わたしはこれを知ったとき、心底おどろいたものだ。つまりそれ以前は、病院では精神疾患にはなんの手立てもなかったのである。

第二次世界大戦がおわって七年も経た一九五二年になって、ようやくのごとく投薬治療がはじまったのだった。

投薬がなかったころの患者さんたちは、病院でどのようにすごしていたのだろうか。つながれていたのだろうか、それは一部のひとだけだったのだろうか、あるいは、よき医師にめぐまれ相談相手として心おだやかなこともあったのだろうか……精神疾患のあるひとの投薬治療は、なかった時代よりは確実に患者を幸せな方向に導いたとはいえよう。しかし五十年の歴史を経たいま、薬剤多用の乱脈治療がたえない側面ももつようになった。

このエピソードはいまから五十有余年まえに、端を発している。

龍太郎《りゅうたろう》（仮名）はさすがに、うちの妻はおかしい、と思わざるをえなかった。

妻のセンが台所の流しのまえで、もろ肌をぬいで乳をしぼりすてているのである。

それは見慣れた姿ではあった。長男のときも長女のときも、センの乳房からはあふれるほど母乳がでた。だから赤ん坊がのみきれない片方の乳は、しぼりすてていたのである。母乳はのませればのませるほど湧きでるものだから、そうしておくと、いつも新鮮な乳を赤ん坊にあたえることができる。

三番目の子の次女が生まれたいまも、あまったからすてている、と最初はみていたのだ。ところがセンは、母乳をしぼってのちヤカンで湯をわかし、なんと、ミルクをつくっているのである。ひとめで高価なアメリカ製とわかるミルク缶だった。いずれ、妻の実家が用意したものだろう。左腕にちいさな頭をのせ横抱きにして赤ん坊の口に哺乳《ほにゆう》瓶の乳首をつっこんでいるセンの姿。龍太郎にとっては、ふしぎでならない光景だった。こんこんと湧きいでてくる母乳をわざわざすてて、なぜ赤ん坊にミルクを与えるのだろうか。

センはしれっと答えたものである。

「だって、この子には悪霊がついてるのよ。そんな子におっぱいを、やるわけにはいかない」

龍太郎はおしだまった。センの嫁入りのとき一緒についてきた婆やは、目を合わせまいとばかりに下をむいていた。

センは真剣な目つきでいった。

「わたしには、それがわかるの」

彼女は赤ん坊にミルクをやりながら、「かわいそうな子ねえ、生まれつき悪霊にたたられてるなんてねェ」とつぶやいている。呆然《ぼうぜん》としながら、それでも龍太郎は問うてみた。

「悪霊がついている子には、どうして母乳よりミルクがいいんだい」

「いやあねえ」

彼女は、さもおかしそうに笑いながら、

「悪霊は母乳が大好きなのよ。母乳をやったら悪霊が育っちゃうから、悪霊をちいさく縮めるためにはミルクでなければだめなの」

四歳の長男、二歳の長女、そしてこの末っ子である次女と、センは二年おきに三人の子どもを産んでいた。三番目の子を産んだ当時は、満三十歳である。

龍太郎が妻の異変をキャッチしたのは、じつはこれがはじめてではない。センの奇行はあったのだ。次女の誕生後まだ一ヵ月もたっていないときだったが、センはおむつを取りかえると、洗わずにすててしまっていた。現代のように使いすての紙のおむつではなく、布のおむつの時代である。

富裕な家庭から婆や付きで嫁いできたセンは、もともと金銭感覚がなく布おむつをすてることには、なんのためらいもない。育児は、赤ん坊に乳をふくませることしかしない。その他の家事は婆やと、結婚してからあらたに雇った女中がすべてを取りしきっている。センはそのように育ってきたのである。そして今後もそのように生きていく。それがゆるされる家庭環境なのだ。

布おむつをすてることについては、センはこう述べた。

「悪霊を退治するには、すてるしかないの。おしっこにもうんちにも、悪霊がやどってる。洗ったくらいでは悪霊は死なない」

ほかの奇行は、赤ん坊の頭部を日に五回も六回もせっけんをつけて洗う。それについての言い分は、「悪霊がいちばんのさばっているのは頭部だから」。

センの実家は、長兄をはじめ、父親、祖父、曾《そう》祖父と、江戸時代にさかのぼる医家の家系である。

なお、龍太郎とセンは、センの両親から「ぜひ」にと懇望されて結ばれた見合い結婚である。

そのときセンには、莫大《ばくだい》な持参金がもたされた。日中十五年戦争のさなかであった。もともと龍太郎は実業家の御曹司であり、持参金に目がくらんだのではない。男性優位の旧態依然の思想が多くのこっていた時期、見合いの席でろくにものもいえず、顔を朱《あか》らめているだけのセンに好感をいだかない男性はまれであろう。夫にたてつかない、夫のいいなりに従う、そんな女性は、当時は女性の鑑《かがみ》だったのだ。そんなところが好もしくて、龍太郎はセンとの結婚を承諾した。

結婚してすぐ長男にめぐまれ、ついで長女にもめぐまれ、妻の持参金の一部を増資して拡大した龍太郎の一族の事業も順風満帆の様相を呈しており、龍太郎とその家族は経済的には潤沢な生活をおくっている。

龍太郎は、内科医である義兄に相談することにした。

「センの様子がヘンなんです」

龍太郎が事情を話しはじめると、義兄はなぜか、こちらが面食らうほど真摯《しんし》な表情をつくり、一言半句も聞きもらすまいといった風情をにじませた。

センの奇妙な言動について、細大もらさず説明がおわった。

いきなり義兄が、深々とあたまをさげた。

「妹は、十代のとき発症していると思う。十五、六歳のころだった、彼女の変化がみえたのは。理由はわからない。当時としては、『結婚すれば治るだろう』とうちの者たちは軽く考えていた。べつに反社会的な行為をするわけではないし、たしかに極端な人見知りをするが、それは妹の個性といえば個性でしょう。『ラジオでわたしの悪口をいってる』なんて妄想もときどき出現したり、法事で親戚《しんせき》がうちにくると、『わたしを殺しにきたんでしょ』と玄関先で仁王立ちになったり、そんな奇矯なふるまいもあった。

しかし、それはすべて家庭のなかだけでおきることであり、学校や社会など外部にでると、妹はみごとに順応し、言動も世間の常識からはずれたことがない。異常がでるのは家庭内だけでした。祖父が『センは絶対に脳病院には入れない』とつよく主張していました。その根拠は、医者には脳病は治せないのだ、と。

きみが妹と結婚してくれたとき、ぼくはありがたかったですよ。きみなら、大きな包容力で彼女をつつんでくれると思ったから。こちらは決して、彼女をきみにおしつけて、やっかい払いするつもりはなかった。きみをだますつもりなど毛頭ない。それだけは信じてほしい。

きみと結婚すれば、彼女の発症状態の進行がとまるか寛解する、とうちの者たちはなかば信じていたんです。ほかの男ならだめです、でもきみならばと判断したのです。

他人にたいして威圧感をあたえないきみの柔和な性格を、ぼくたちはみんな見抜いていた、とくに祖父が。

抑圧のすくない生活なら、妹の症状もわるくはならない。そう判断したことは、誤りだったとはいえないと思う。現実に、結婚してから上を産み、二番目が生まれるまでは、なんの症状もでていなかったでしょう？

彼女はきみのおかげで安定した精神状態を保てたのです。ふたり目を産んでから、いくらかあやしくなり、三人目で彼女に育児の負担感がでたのかもしれない。その負担が彼女にとっては抑圧になったのでしょう」

きいているうちに、龍太郎は心の底がひりひりと渇いてくるのを感じる。妻の一族に悪意はなかった。それは信じよう。でも、母乳をすててわざわざ人工ミルクを与えるやりかたは、ちょっと容認しがたい。そして、発症とやらは、ほんとうのところは少女時代からはじまっていたという。してみると、いまの状態は本格的な発症ということか。今後、自分たち家族はどのような生活をおくっていったらよいのだろうか。正直にいえば、いくらか鼻白む気持ちもわいた。

「精神病だとわかっていて、私と結婚させたんですね」

「龍太郎さん、きいてほしい。ぼくは内科医だけど精神科の分野も勉強している。妹は、強迫観念症との混合型の分裂症状だと思われます。専門家ではないけれど、そう判断している。分裂は、現代医学では治癒しない病気なんです」

義兄の眼は、こころなしうるんでいた。それは、わが妹を愛するあまりというより、彼女のもつ症状への正しい理解を、なんとしても、その伴侶《はんりょ》である龍太郎に求めたい一心からのようにみえる。その誠実さが、龍太郎の胸にじんとせまってくる。しかし……。

「ね、龍太郎さん。ぼくはうちの病院で異常分娩《ぶんべん》があるときは、時間の許すかぎり立ち会わせてもらうんです。ときどき合併症をもった患者の分娩やかけこみの異常分娩などがあるんですよ。そういうとき、ぼくは分娩室にいれてもらう。

ぼくは出産風景が好きなんです。なんとも畏敬《いけい》の念にうたれる。死産もあるし、奇形もある。でもぼくはその赤ちゃんたちが生まれるごとに、ひとりひとりに、感動と尊敬の念をおぼえるんです。ちいさな身体で、よくぞよくぞ生まれてくれた。いとおしくてしょうがない。

龍太郎さん。人類が直立二足歩行になったのは五百万年前なんです。いま、ひとりの赤ちゃんが生まれるには、その家系の、気のとおくなるような長い長い歳月のつみかさねが必要だったんですね。何百人もの、あるいはそれ以上の、父親の数と母親の数があった。その歴史の産物なんですよ、赤ちゃんの誕生とは。

あらゆる人間は五百万年もかけてこの世に誕生してくる、と。妹もそうなんです、五百万年もかけて誕生した。

精神病がセンの一代でできたわけではないんです、彼女にはなんの責任もない。センは営々と五百万年もかけてこの世に生まれてきてくれたと、許容してやってくれませんか」

深々と頭《こうべ》をたれる義兄をまえに、龍太郎のほうはなにやらぽかんとしていた。話があまりにも壮大すぎた。でも義兄が渾身《こんしん》の力をふりしぼって自分を説得していることだけは、理解できたのだ。胸にいいようのない感動の泡がわきあがり、「われ知らず」涙をながしていたという。

「彼女を医者に診せなかったのは、なぜなんですか」

義兄は拍子抜けするほど、あっけらかんと返答した。

「医者には精神病は治せない。ぜんぜん治せないといっても過言ではない。なによりの良薬は、生きやすい環境と年月の経過でしょう」

知識のない龍太郎にとって、義兄の断定的な意見は新鮮ではあった。しかし一方では、絶望にむかって追いつめられた気持ちにもなった。

時期は一九四六年。精神疾患に、なんの治療法もない時代であった。

「ぼくは、もともと脳のほうをやろうと思っていたんです。センを治せないものかと、センをずっと意識してましたから。脳病院に勤務したこともあるんです。しかしそこでよくわかった、祖父のいったことが。ぼくと祖父とはだいぶ時代がずれているのに、祖父の主張したとおりだったんですよ。

病棟には、二十年、三十年という単位で入院しっぱなしの患者さんがどれだけいると思いますか。治せないから、退院させられないんですよ。家族が患者さんに、適切な対応ができない、だから家族のために患者さんを隔離するしかないんです、現実には。耐えられない気持ちになるときがあります。ただし、家族を責められないんですよ。患者さんが改善しないと、家族のほうももちこたえられないで共倒れになる。病状に家族が対応できないのは当然のことなんですよ、素人なんですから。

また、二十年、三十年、という歳月は家族の状況がさまざまに変化する長さでもあるでしょう。結婚や出産もあり、病人もでるし葬式もある。いつでも、どんなときでも、入院していたひとを迎え入れられるとはかぎらない。

どんなきれいごとをいっても、脳病院は患者を治せないところなんです。ぼくはそんな実態を、この目でみてきました。ぼくのいまいったことは、親父も祖父も同意見なんです。

病院に収容することは、妹のためにはならない。それがぼくたちの方針です。入院生活というのは、集団生活なんですよ。そんなものに、彼女は適応できっこない。他人と同室で寝るなんてことは、健康な人間だっていやですよ。それをセンに強制すれば、まちがいなく症状は悪化するでしょう。センにふつうの生活をさせてやりたいんです」

龍太郎はめまいがしそうなほど衝撃をうけた。心を病んでいる人間を診療も入院もさせない「治療方針」というものがあったのだ。そしてそれが、病者にとって最善の対応なのだという。

この、ふたりの話し合いがあったのち、二年間くらい、「足が地についていない」ほど龍太郎は悩みぬいた。「一族の恥」という想いもあった。なにより心配したのは「子どもたちへの影響」だったともいう。あの母親で子どもがきちんと育つのか。「それがいちばんつらかった」。

婆やと、よく気のきく女中と、三番目の子が生まれたときてくれた妻の母親が、そのまま同居してくれることになったから、家のなかのことは安心できた。会社にいるときは、家のことをわすれられたのは、龍太郎にとってはありがたかった。

が、困ったことに、龍太郎の悩みを尻目《しりめ》に、センの奇矯なふるまいが、あれよあれよという間にエスカレートしてしまったのである。

センはずっと素顔でいたのに、突如として、朝からこってりと厚化粧をするようになった。この化粧が、中途半端なものではないのだ。コンパクト入りの白粉《おしろい》が「一週間もたない」でなくなってしまうほどの重ね塗りであり、赤の色のつよい口紅も一週間ほどでなくなってしまう。口紅はいつも唇からはみだしていた。鏡もみないで、ただひたむきに塗って塗って塗りまくるのである。

しかもそのうえ、その顔で町なかを歩き回るようになってしまったのだ。そんな顔で町を出歩くのだから、地域の人々もさぞや奇異な印象をうけただろう。もともとは彼女は内気でひと見知りする性質であり、外出好きになったこと自体も、変化のひとつだった。

あるときなど、すれちがった他人にむかって、いきなり不吉なことをいってのけたりもした。

「あなた、ここにシワがあるのは悪霊がついてるからよ」

いわれたひとも不愉快にちがいない。しかしセンはすかさずフォローする。このあたりがセンの本質的なひとの善さなのだろうか。

「悪霊さんはでてきなさい。そうして、このわたしにとりつきなさい。このひとを不幸にしないでください」

路上にすわりこんで熱心に祈りはじめるのである。

また、ある日は、センみずからが足をはこんで長男を幼稚園にむかえにいったことがあった。長男の送り迎えは女中の役目になっているから、はためにはセンの気まぐれにしかみえない。

長男と手をつないだセンは、なにかにせきたてられているかのように急ぎ足で歩く。にぎっている手にも、どんどん力がこもっていく。長男はとうとう泣きだして、

「おかあさん、手が痛いよう」

泣きじゃくっているにもかかわらず、センは黙々と家に急ぐ。そうして、あろうことか、長男を柱にしばりつけたのである。長男の激しく泣きわめく声が、遠い路上まで響いたという。

そこでセンは、はじめてやさしい声で長男にその理由を説明した。

「おまえをさらいにくる悪い奴がいるのよ。さらいにいくって、声がきこえたの。だからおかあさんがここで見張っててあげる。さらわれないように、見張っててあげるね」

龍太郎が三人の子どもにあらためて宣言したのは、義兄に相談してから六年ほどたったのちである。六年のちというのは、長男が十歳という年齢になり、母親の病について理解できるだろうと想定してのことだった。龍太郎本人は二年間、悩み考えてふっきれたと思っていた。しかしほんとうは、ふっきるのに六年もかかったと、のちに苦笑をまじえて語ったという。

折りも折り、一九五二年、精神科における投薬治療のはじまった年である。

日本中の精神病院・精神科がいっせいに「静か」になったという。

妄想に苦しめられ、妄想とたったひとりで対峙《たいじ》していた患者にとって、福音の年であったろう。

ただし、センの実家では、この時点でもセンを病院につれていく選択をしていない。世間にたいする見栄もあったのだろうか。センの父親は、「投薬治療でセンは治らない」と医師としての眼をもって判断している。「あきらめる、ということも必要なのだ。あきらめたあとは、センを生きやすくさせる環境をととのえることが肉親の仕事である」と自信をこめた口調で述べたそうである。

「おかあさんは、心の病気にかかってる。現代の医学では治らない病気なんだ」

長男はもとより、八歳の長女、六歳の次女も神妙な顔をしてうなずいた。だれも口にはださなかったが、子どもたちはそれぞれ、「うちのおかあさんは、ちょっとおかしい。よそのおかあさんとはちがうみたい」とは認識していたのである。子どもたちの態度をみて、龍太郎はそれを確信した。

このころセンは、またまた変化を見せていた。厚化粧して町なかを歩き回る毎日は、すでに完全な行事と化していたが、悪霊云々《うんぬん》は口にしなくなったのだ。そのかわりに、「ひとに物をあげることが大好き」になった。

あるときは肉屋さんの店頭にたち、買い物にきた主婦に、陳列された肉をゆびさして、

「これ、とってもおいしいの。買ってあげましょう」

ほんとうに自分の財布をあけてプレゼントしてしまう。またあるときは、薬局でもらった薬のサンプルをためこみ、隣の町にまで出向いて街頭でくばったりもする。この、ひとに物をあげる行為は、この先、何十年間もつづく。

母親をあてにできないと体得して育った子どもたちは、自立心のつよい性格として育ってゆく。

現在、長男は父のあとを継いで会社経営、長女は学者（病理医）、次女は教育者として活躍している。全員、結婚して子どももいる。

センさんは、現在、トイレだけついているワンルーム（六畳くらいの洋間）にひとりで

住んでいる。バスもない部屋で老女が独居生活をしていても、子どもたちから遺棄されているわけではまったくない。近くにある次女の家に、毎日こさせるために、わざとバスなしの部屋を選んだのである。独居生活は、センさんが気のむくままに夜中でも化粧をはじめ、着物に着替え、外出できる自由を確保するためである。

センさんは、整理ベタである。家のなかを整理する、という発想がなく、また、きたないとも思わない感受性なのだろう。疾患があるからではない、彼女はもともとが乳母、女中つきの育ちかたしかしていない。だから、自分が掃除をする、といった発想自体が生まれつきないのである。

約束したとおりに、わたしがお弁当をふたつぶらさげて訪ねていっても、すわるところがないくらい雑然とした部屋である。

「部屋全体がゴミ箱みたいじゃないの」

わたしがつけつけいっても、ぜんぜん動じない。買ってからおそらく一度も洗ったことがないと推測される、きたならしいヤカンでお湯をわかしはじめるのだ。そのあいだにわたしは、そこらへんをなんとなく片付け（としか説明不能）、とにかく自分のお尻のおさまるスペースだけをつくる。

「このくらいでいいかなあ」

といいながら、センさんがお茶をいれてもってきてくれた。このくらい、というのは、温度のことである。ネコ舌であるわたしのために、彼女はぬるめのお茶をいれてくれるのだ。

「うん、ちょうどいい」

ひとくちすすってから、わたしは、「ありがとう」という。このあたりはわたしが彼女から教育されたことなのだ。わたしにはどうも、物のうけわたしを無言のまますませる悪癖があったらしく、それをセンさんに指摘されて、自分でびっくりしたものだった。

「ハルミさん、ありがとうは？」

このときわたしはちょうど満五十歳だった。彼女とのお付きあいも四年になるとは感慨ぶかい……八十五歳のいま生きていてくれるのだ、彼女は。

現在五十五歳になる次女で末っ子である桐子《きりこ》（仮名）さんは、おかしそうにいう。

「おばあちゃんは、うちの親戚《しんせき》や家族、それから地域のひとたちの人気者なのよ。とにかくやることなすこと、素《す》っ頓狂《とんきょう》でしょ、みんなを楽しませているわけ。

とくにうちの大学生の男の子、つまり孫です、彼はおばあちゃんの大ファンなの。このあいだ彼が風邪ひいたとき、おばあちゃんったら、『風邪にいいものがあるから、とりにおいで』と自分の住まいに連れてったのよ。そうして、押し入れをあけたら、宣伝用のティッシュがザザ〜ッと流れおちてきたんだって。いつもの『ためこみ癖』。彼は、『確かにティッシュは風邪に必要だ』と感心してたわ」

わたしはこの光景を想像して、おかしくてげらげら笑った。

桐子さんは、こんなことも話した。

「このあいだなんかね、うちの夫の実家に、お歳暮と称して百円のスナック菓子をきれいに包装して宅配便で送ったりしたのよ。笑っちゃうでしょ。でももう、だれも驚かない。最初はだれもが驚いたけど（笑）。でも、ひとは慣れることを知っているんですね。おばあちゃんには悪意がない。そう思うでしょ、あなたは友だちなんだから。それが周囲の人々にも理解されていると思うんですよね。どんなに素っ頓狂なことをしても、『変わったひと』だと理解されることって、幸せだと思うわ。すべてが許されるんだもの」

センさんは現在、八十五歳という高齢にありながら、なお身体健強であり、真冬の真夜中に紗《しゃ》の着物（つまり夏物）で外を歩き回るのに風邪ひとつひかない。この五十年間での病院体験は、足首の骨折で三カ月入院したことが一度あるだけである。心を病んだひとにありがちな、身体の不調がぜんぜんないのである。

もし投薬治療をうけていたら、副作用として必ず内臓をどこか傷めて、彼女がもって生まれた素因である長寿がまっとうできなかった可能性は否定できない。なんの義務も抑圧も、したがって苦しい忍耐もなにもない生活は、彼女の素因をまっとうしているといえないか。

センさんの幸せな人生は、ひとえに、彼女が資産家の娘として生まれたことにつきよう。もしこれが一家の働き手であったら、周囲は、なにがなんでも、軽快あるいは寛解、完治を求めて医師の門をたたくであろう。生活の糧を心配せねばならぬ環境にあったら、とてもこんなに自由に陽気には生きられないにちがいない。資産家であったこと、しかも女性であったことが、彼女にさいわいしたようだ。それから、家庭のなかでの役割をまったく与えられなかったことも。

立場という役割、性別での役割。役割というものは、それを果たす強制力がくわわった場合、ただちに抑圧になる。抑圧はひとを鍛えもするが、苦役にもなる。

どうせ治らないものなら、そして、センさん程度の症状ならば、病院に収容されるよりも一般社会で生きたほうが幸福であろう。彼女の状態は終始一貫して、「ちょっと変わったひと」のレベルであり、反社会的な言動は、せいぜい『悪霊』レベルであり、社会の迷惑といったおおげさなものではない。

「母を精神病院につれていかなかった祖父や父や兄の判断は、正しかったとしみじみ思います。投薬治療の副作用で高い知能があったのに痴呆《ちほう》化したひとや、自分の意思で身体をうごかせなくなったひとは、いっぱいいるんですよ。ひとつを治して、ほかのひとつを壊しても意味がないでしょう？　しかも母は、現代医学では治らないのですから、治りもしない薬を信仰してのませる気はありませんし。

副作用で苦しい目にあわせないほうが正しいんですよね。どんな人間にも悪性遺伝子がありますが、うちの母の場合、遺伝子としては良性だと思いません？　いまのまま、天女のように気ままなまま、生ききってくれたらうれしい」

ところでね、と彼女はいたずらっぽい目つきになった。

「大学生の孫にたいして、じつはおばあちゃんは『孫』という概念をもっていないの。わたしのことは娘と認知しているの。それなのに、わたしが産んだ子を、孫だと認知できないの。これは老耄《ろうもう》の現象でしょうかね。赤ん坊のときには孫だと認知していたのに、孫の成長につれて祖母という認識が消失していったみたい。そしてね」

彼女は、豊かな階層によくある品のよい笑顔をみせながら肩をすくめた。

「彼女はマゴちゃんと呼んでいるんだけど、名まえだと思ってるのよね。そしていま、そのマゴちゃんに恋をしてるの。マゴちゃんに会うときなんか大変なのよ。あの、いつもの厚化粧にもっと上塗りするのよ、いそいそと。口紅がはみだしてるのだけはなんとかしてほしいと思うんだけど、真っ赤っ赤でそりゃすごいのよ。それをまたうちの子が、『きょうはきれいだね』なんていうもんだから、おばあちゃんはもう舞い上がって舞い上がって」

桐子さんが中座した。場所は、桐子さん宅の庭である。わたしはバーベキュー用にしつらえたベンチにすわっていた。きょうはマゴちゃんの誕生日なので、お招ばれしていたのだ。

薄い夕暮れに、早咲きの花みたいに、星が一粒だけまたたきはじめた。

ふっとセンさんがあらわれた。その顔をみるなり、

「まったく、もうっ」

おもわず叫んでしまった。彼女はまたまたやってくれた。なんと白泥パックをしたままなのである。

「まったく、もうっ」

もう一回いいながらセンさんの肩をたたいて笑いだしてしまう。

センさんは、パック中なので、表情をうごかさずに、すましてわたしの隣にすわりこんだ。彼女は大好きなひとのバースデーパーティーにそなえて、パックしているにちがいない。好きなひとのために努力する……わたしなど、こんな感情はとっくに忘れて生きているのだなあ。センさんはウブなんだ。

「マゴちゃんのことが好きってほんと？」

腕時計をみながらセンさんは立ち上がった、わたしの質問は無視して。そして、家のなかに入っていく。パックを落とす時刻なのだろう。

入れ替わりのように桐子さんが笑いながら、バーベキューの材料をはこんできた。

「みた？」

「みた？」

わたしたちはひとしきり笑った。他の招待客たちが、ぼちぼち庭にではじめてきた。

センさんがこちらにむかってくるのがみえた。成人式の盛装、長振袖《ふりそで》というでたちである。お化粧も、こってりだ。

あたりまえのように、センさんはわたしの隣にすわった。

「きれいよ、センさん。ほんとうにきれいよ」

彼女はちょっとシナをつくって、「ありがとう」とわざわざ会釈までした。そうか、きょうは彼女の晴れ舞台でもあるのだ。だから身も心も、ぜ〜んぶ、よそいきなんだ。

「マゴちゃんを好きってほんと?」

わたしはしつこくも、さっきとおなじ質問をした。回答をききたかった。

センさんはしわだらけの顔を、にっこりとほころばせた。わたしはしわのなかに浮かんだえくぼを見逃さなかった。えくぼというものは高齢になると失う、とだれかからおそわったことがある。しかし、わたしは実物を発見した。胸にあたたかいさざ波が立った。

「うん」

とだけいって、センさんは首を上下に何度もふった。薄闇がしのびよっていた。その背景のなかで、唇をすぼめて照れている横顔が妙にいとおしく感じられた。

彼女はほんとうに恋をしている……。

唐突にわたしは、すべてを了解した。彼女はきっと、発症した十五、六歳のときから齢をとっていないのだ。発症するということは、その時点で加齢が止まるという意味なのだ。

胸の波立ちが、ばしゃ〜んと音をたてた。わたしは泣きだしそうな気分になった。

目がしらがつんと熱くなり、ほろっと涙がこぼれてしまった。あわててハンカチをとりだした。センさんの左手がわたしの肩にそっとおかれた。その手はそのまま背なかにすべり、いつしか上下した。手のひらから体温がつたわった。

センさんは見合い結婚である。胃壁が焦げるような熱愛の経験は、おそらくないだろう。してみると……十五歳のセン嬢にとって、二十歳のマゴちゃんへの想いは、生まれて初めての恋ではないか。初恋。センさんの、ファーストラブ！

またひとつ、べつの星がつよい光をはなった。ふたつの星が感応しているかのように、きらめいた。

狂わない幸せがある。狂った幸せがある。わたしはセンさんの手を握りしめた。

# 精神病の医師

　ある有名大学病院の系列である某精神病院は、ミッションスクールを思いださせるようなレンガ造りの瀟洒《しょうしゃ》な建物である。幹線道路から奥まったところに位置しており、車の騒音は入ってこない。入院している患者の治療や静養に適している静けさに満ちていて、交通の便もよいし、快適な病院としてひそかに人気のたかい病院である。入院施設は開放病棟のみであり、閉鎖病棟はない。

　その病棟のロビーで、わたしたち女性四人はおしゃべりの花を咲かせていた。

　すでに顔なじみになっている患者さんが通りかかると挨拶《あいさつ》をかわしたり、おしゃべりの輪のなかにお誘いしたりした。精神疾患のあるひとたちが、こちらが恐縮するほど礼儀ただしく、また、気をつかってくれることを、わたしはこの病院でまなんだと思う。六カ月ほど、わが友、まり子（仮名）さんのお見舞いにかよいつづけたから知ることができた。

　もう数年まえになるが、日本精神神経学会（素人でも出席できる学会もある）でたった一度だけお会いしたU精神科医の顔がなつかしく思いだされる。彼は、えもいわれぬ優しいまなざしで、こういったのだ。

「患者さんは愛《いと》しい。自分のほうが病気なのに、私の顔色がわるいと心から心配してくれたり、雨の日にずぶぬれになった私を気づかってくれたりするんです。自分のほうが、つらくて苦しい病状にみまわれているのに。あのひとたちは自分をあとまわしにすることを知っているのです。人間関係をうまくむすべなかったり、社会に適応できなかったり……負けるしかなかったひとたちなんですよね。それを思うと、敬愛の念がわいてきます」

今回、入院中のまり子さんのお見舞いに、わたしたち三人がかけつけたのはわけがある。彼女が退院することになったから、とりあえずの退院祝いの相談のためだった。とりあえずというのは、この退院が、彼女の治癒を意味していないからである。ここに入院してから六カ月ほどたつのだが、厳密にいえば「転院」を余儀なくされたのである。まり子さんの父親が、いま、次の入院先をさがしているさいちゅうだ。

「ねえ、喫茶店にいこうよ」

A子（保育園の保母）がいいだして、まり子さんは着替えにいった。

この病院の病棟は、患者はいつでも自由に外出できる。外泊も自由である。もちろん、外出・外泊ともナースステーションに届け出なければならないが。ここの病棟が人気があるのは、患者の自由が確保されている点もあるにちがいない。

パジャマから外出着に着替えたまり子さんがもどってきた。パジャマ姿だと目立たないが、私服にかえると彼女の体型が露骨にあらわれる。彼女の体型は、この病院に入院してからたった六カ月のあいだに、みるも無残な肥満体へと変貌《へんぼう》をとげていた。

わたしたちはぞろぞろ外にでていった。ちかくにいつもいく喫茶店がある。歩きながらも、まり子さんは、

「いよいよ入院歴十七年、処女歴も十七年！」

わたしたちを笑わせる。これは彼女の口癖だ。大学在学中にはじめて入院して以降、この年数には、毎年毎年、哀しくも一がくわわってしまう。入院歴十七年とは、もちろん、良医をもとめて何回も何回も転院した歴史でもあった。

四人用の席がひとつだけあいていて、わたしたちはそこに陣取った。

「退院祝いに温泉に一泊旅行というのはどう」

B子がいいだした。B子は看護大学の教員だが、「先生」と呼ばれる職業にありがちな世間知らずなところがない。どういうわけか、このメンバーのなかではいちばん世慣れしている。

「そういえば、ちょっとおしゃれなレストランで食事しても、一泊旅行でも、かかる費用はおなじだわね」

「そうそう。ツアーにもぐりこんじゃえば二食もつくし」

女四人の一泊旅行があっというまに決まったのは、全員が独身のせいもあるだろう。ツアー旅行のプロと自認するB子が幹事役を引き受けることになり、行き先も彼女にまかせることになった。出発日はこんどの土曜と、このメンバーはみんな気が早いのである。

「わたし、温泉なんて何年ぶりかわからない」

まり子さんは瞳をきらきら輝かせながら、声をはずませた。

「お得意の十七年でしょ」

わたしがまぜっかえす。まり子さんは噴きだしながら、ひょいと真顔をつくった。

「ほんとだわ、冗談じゃないわ。考えてみればこの十七年間、一回も旅行してない」

「じゃ、よかったじゃないの。温泉の正しい入りかたをわたしが伝授するからね」

とA子。

「正しい入りかたと、正しくない入りかたの違いはなにか」

「そんなもん、ないない。ホラばっかり」

「どういうの？　たとえば正しく入らないと湯当たりするとか」

「ま、秘伝の伝授は現地でご披露しましょ」

「わたしは正しいことはしたくないな、正義はきらい」

蜂の巣をつついたような騒ぎがはじまった。まり子さんが三十代、A子とB子が四十代、そして五十代はわたし。この女四人組は、いつもこうなのである。いつも蜂の巣をつついている。

土曜日、東京駅の待ち合わせ場所にだれひとりおくれることなくみんながそろう。

「なんであなたはこんなに大荷物なのよ」

「へたなのよね、パッケージが」

「このバッグと紙袋を一緒にして」

「こっちがお弁当なのよッ」

さっそく例によって蜂の巣がはじまりそうになった。と、突如としてまり子さんが、このうえなく真剣な表情になり、A子とB子にむかっていったのだ。

「なんであなたたちがいるの。わたしはシモダさんとふたりでいくつもりだったのよ」

ま、まずい。まり子さん、失調している。このあいだ会ったときには、まり子さんの状態はとても良好だった。それで「退院祝いの食事招待」より「一泊旅行」の方向にみんなの思考が流れたのである。わたしはまり子さんにびしっといい返した。

「あなた、カンチガイしてるわよ。このあいだ四人で会ったとき、四人でいこうと決まったはずだよ」

「カンチガイじゃないわ。だってわたしはシモダさんとふたりでいくつもりで、お菓子もお弁当もふたり分もってきたんだもん」

「四人でいくと、四人で決めたことじゃないの」

「シモダさんとふたりで……」

わたしと彼女のやりとりは平行線になってしまった。しまいにはまり子さんは、A子とB子に厳と宣言するしまつである。

「わるいけど、ふたりは帰ってくれない。わたしはシモダさんとふたりでいくと約束したんだから」

あ〜あ、完全に分裂《わか》れちゃってる……な。あれ以来、まり子さんの状態はわるい方向にむかってしまったのだろう。たった七日間なのに、良好状態を保てなかった。彼女の主治医の能力は、どうなっているのか。

でも、こういう状況のときに、わたしはかんたんには退《ひ》きさがりはしない。まり子さんのカンチガイは修正する必要がある。精神疾患があったって、なんでも「いいよ」「いいよ」でお客さんあつかいをするなら、わたしと彼女は対等であるべき友人関係でなくなってしまう。わたしはB子の手から四枚の切符をひったくって、まり子さんに突きつけた。

「あなたの切符も宿泊代も、わたしたち三人がお金をだしあって用意したのよ。あなたのお祝いだから、あなたを招待するつもりで」

と。

「わかった」

あれほど強硬だった彼女が、すとんとうなずいてくれた。妥協したのでなく、本心から了解してくれたと、乗車してすぐわかった。彼女がとくとくと語りだしたからだ。

話題は、ヨーロッパの通貨「ユーロ」について。経済問題は彼女がいちばん得意とする分野である。それがでてくればひと安心、気持ちがおだやかに安定して機嫌のよい証拠なのだ。ちなみに、彼女は東大経済学部二年生のときに、父親に付き添われてはじめて精神科を受診している。

しゃべりつづけているうちに、まり子さんの状態はぐんぐん良好になっていく。はた目にはそう映った。

さて、目的地に到着した一行は、まちかまえていた旅館のマイクロバスにぞろぞろ乗りこみ、旅館にチェックインする。このころのわたしたちは、すでに、いつものごとくの蜂の巣状態になっていた。

部屋にとおされ、それぞれ浴衣に着替えると、それっとばかりに大浴場にむかう。

先客が十人ほどいた。四人そろって湯船につかる。

「ひろいね、ここ。百畳くらいありそう」

「この浴槽だけでも五十人、いやもっと入れる」

「あ〜、気持ちいい」

まり子さんも、「生まれてから一度も切ったことがない」長い三つ編みのお下げを頭上でとめ、ご満悦の様子。わたしは彼女の髪に手をやりながら、

「きょうはシャンプーを手伝うからね、三十分ですむ」

一メートルはありそうなほど長い髪のシャンプーは、まり子さんひとりなら小一時間かかることをわたしは知っていた。

後発のお客たちが続々とあらわれ、浴室はにぎやかな喧噪《けんそう》につつまれた。

ほどなくしてA子とB子が「お先に」と声をかけた。そのとき、わたしたちはまり子さんの髪の仕上げ中だった。

「もうすこしでおわるからね、すぐでるよ」

まり子さんの髪を三本のタオルで水気をとり、完了。ひょいとまり子さんが、石鹸《せっけん》をこすりつけたタオルでわたしの背なかを流しだした。シャンプー中、わたしが彼女の背なかを流したから、そのお返しなのだろう。

「ありがとう。気持ちいい」

まり子さんの指先が背なか全体を小さい円を描きながら大きな円に、あるいは小刻みに上下にこすりながら斜め方向にも走った。「おそれいります」といいたくなるほど、指のはこびかたがていねいだった。

「ありがとう。うまいなあ」

単なるひとりごとである、わたしの。しかしほとんど同時に、まり子さんのカンだかい声が炸裂《さくれつ》した。

「わたしは生きベタなのよっ、うまい生きかたなんかしてないわよっ」

その剣幕の激しさに、わたしたちの両脇にいたひとたちが、こちらをむいた。

わたしは唾《つば》をごくりとのんだ。誤解はとかねばならない。

「こすりかたがうまい、といったのよ。生きかたがうまい、なんていってないわ」

しかし彼女は耳を貸そうとしない。浴室内にとどろけとばかりの大音声《だいおんじょう》を発したのだ。

「わたしは生きかたがヘタなのっ。うまいなんていわないでよっ」

ちょっと離れたところにいたひとが、なにごとかといわんばかりにこちらを凝視した。

わたしはすばやく自分の身体を四十五度ねじり、彼女の両腕をつかんで向かいあう姿勢をつくった。すでにからみつきはじめたまわりの視線がうるさかった。

「まり子さん、おちついて。いい？　わたしが『うまいなあ』といったときの状況を思いだして。あなたがわたしの背なかをこすってくれてたときでしょ。それがとてもていねいだったから、うまいといったのよ。あなたの生きかたがうまいなんて、わたしはいってない。だって、そう思ってないもの」

しかしまり子さんは、わたしの弁明を半分もきかずに、どなり声で封じてしまう。

「わたしのこと、うまいなんていわないでよっ」

機銃掃射のごとく、つぎからつぎへと感心するほどたくさんのことばが並べたてられた。どなり声が昂《こう》じてカナキリ声に変化していく。激高したときは、どんなひとでもきくべき耳を失う。しかし彼女の場合は常軌を逸している。ここはパブリックな場所なのだ。

わたしはおしだまった。

うつむいた視野のなかに、露骨にゆびをさしたり耳元でささやきあう者がでてきた。この広い大浴場に、破《わ》れ鐘のような彼女の声が響きわたる。窓辺のほうにも浴槽のほうにも……もしかしたらサウナ室にも脱衣場にまでも？

こういうとき、わたしはいつもホゾをかんでしまう。相手の気持ちが深く沈んだときは、十時間でも二十時間でも寄り添うことができる。それは経験からおそわった。でも、激高されたときが、だめなのだ。どう対応していいのか、いつも途方にくれてしまう。

――どうしたら、誤解がとけるのか。

いつしかわたしは床にぺたんとお尻《しり》をつき、腕で両膝《ひざ》をかかえていた。耳のなかには文字化不明の言語が、これでもかとばかりになだれこんでいる。それをきくともなしにききながら、脳裏に、あのときのふしぎな体験がよみがえってきた。

あのとき……もう五、六年くらいまえになるだろう。

そのころ、わたしは気持ちばかりあせっていた。もう〆切りをすぎてしまった原稿をかかえているのに、机まであと三歩というところで、わたしの足が凍りついてしまうのだ。あと三歩あるけば机のまえのイスにすわることができるのに、それなのに足がとまってしまう。原稿を書くことが、つらくてつらくてならなかった。いま思うと、その原稿のテーマがその当時のわたしにとっては、手をだすべきテーマではなかったのである。それなのに、依頼されるままに引き受けてしまったのだった。

ある日など、きょうこそは書きすすめねばと気がはやり、しかし、机まであと三歩というところでやはり足が動かなくなってしまい、わたしは捨て身な気持ちになって無理やりもう一歩をふみだした。しかし、心は潜在的にそれを拒否していたのだろう、ふみだした足がもつれて、転倒してしまう。

ぶざまに転倒し、床に頬をつけたまま、精も根もつきはてたみたいにわたしはじっとその姿勢でいた。

——プロ失格だ。こんなにもいやなんだ、原稿を書くことが。

しばらくしたあと、わたしは最後のふんばりとして身体を床から引きはがした。

——きょうこれを書かねば、わたしはプロとして自主廃業すべきだ。書けないのなら、そうすべきなのだ。

いやがっている心をねじふせて、わたしは机のまえのイスにすわりこんだ。そうして鉛筆をにぎった。お昼ごろから夜の十時までかかって、ようやく一枚半だけ、原稿用紙を文字でうめることができた。うまったところで、気分転換のために入浴した。

入浴をすませたあと、さっき書いた原稿の推敲《すいこう》にとりかかった。そのときわたしは、世にも奇妙な体験をする。自分の書いた原稿の意味が、まったくわからないのである。自分の書いた文章が、一行一行の文章が支離滅裂だったのだ。

「わたし、分裂しちゃってる！」

分裂症状のあるひとがときとして支離滅裂な言語をならべたてるが、もしわたしがこの原稿を読みあげたら、それとおなじである！　わたしは震えあがった。わたしは発狂したのだ。支離滅裂な文章を書いたことがその証拠だ。

このとき、なぜか年上の畏友《いゆう》の顔が、ぽかっとうかんだ。痙攣《けいれん》したみたいに激しく震えている指先で、わたしは彼女に電話をした。顔がみたかった。せめて声だけでもききたかった。

「発狂しちゃった、わたし。どうしよう。自分で書いた原稿の意味が、自分でわからない。分裂しちゃった」

一方的にわめきちらしていた。そのただならぬ状態をすぐ理解してくれた友は、こういった。

「ね、そのまんまの格好でいいから、ハンドバッグひとつでこっちにおいで。すぐおいで」

わたしはそのことばどおりにハンドバッグをわしづかみにすると、サンダルばきのまま外にとびだし、羽田空港にむかった。最終便があった。

はじめてウツを発症したときには、わたしはただちに医師というものを発想し、そのもとにむかった。そして治してもらった。しかしその医師は転勤してしまったので、その後はウツが再発するたびに、わたしはドクターショッピングをした。ウツさえ治せない精神科医がいくらでもいることを、わたしは知ってしまったのである。精神科医というものへの信頼感を大きく失っていた。

だから、分裂発症の実感があったとき、精神科医というものが思いうかばなかったのだろう。なぜ、友の顔がうかんだのか。それは、彼女が躁鬱《そううつ》病の妹と暮らしていて、精神病にたいする造詣《ぞうけい》がふかいことを、わたしが知っていたからだ。「精神病院に入院させたら、あんなデリケートな神経もっている妹は集団生活に耐えられない」からと、彼女は自分の結婚をあきらめて妹と生活している。

　到着した空港で友は待っていてくれた。わたしは彼女の顔をみた瞬間、泣きくずれ、「発狂しちゃったよ、発狂しちゃったよ」とわめきながら抱きついていた。そうして、彼女に背なかをさすられながら、何日ものあいだ、あと三歩のところで机のそばにいけなかった日々を、そして無理やり書かねばならなかった苦痛を訴えた。

「かわいそうに、こんなに顔をひきつらせて。眼も血走ってる」

友はわたしを力強く抱きしめてくれた。そうして、いいきかせてくれた。

「つらいつらい毎日は、抑圧に抑圧をかさねた毎日だったわね。その抑圧を真っ正面から受けとめつづけたから、おかしくなったのよ。こういうときは、仕事を放棄して、気のおけない友だちとのんびり一緒にいることがいちばん」

その夜からわたしは彼女の家にころがりこんだ。彼女は丸四日間も仕事を休んでくれて、わたしと一緒に食事をとり、一緒におふろにも入り、夜も同室で寝てくれた。かたときもわたしのそばから離れずに、ずっとわたしに語りかけつづけてくれたのである。

そうして、わたしの心は回復をみたのである。

あれが、あとにも先にも、わたしのたった一度の分裂症状の体験だった。

しんそこ震えあがったこの体験は、分裂疾患のあるひとの心情に、ほんのすこしにせよ、近寄れるようになった意味もある。

まり子さんの、ことばの射撃はなおつづいていた。全裸のまり子さんが身じろぎもせず、おなじく全裸でいるわたしを攻撃している光景。

ふと、われにかえった。夕食どきになったのだろうか、入浴客が、ひとり減り、またひとり減り……このだだっ広い浴室のなかにいるのは、わたしたちふたりと、この位置からいちばん遠いところにひとりいるだけになった。

まり子さんの激高はつづく。いまこの瞬間、彼女自身にだって、なぜ自分が激高しているのかわからなくなっているのである。文字では表現できない支離滅裂な単語をひたすら羅列している、その意味も、その理由も。

わたしはうつむいたまま、彼女の音声を耳にしまいこんでいるだけだ。

精神疾患のあるひともないひとも、団子状になって一緒に生ききっちゃえばいい。おたがい、たった六、七十年の命じゃないの。

日ごろそう考えているくせに、わたしはいまこの瞬間は、まり子さんと一緒に生きていなかった。一方的にどなりまくるまり子さん、一方的にきいているだけのわたし。このふたりはいまこの瞬間、一緒に生きてやしない。結局わたしはずるいのだ。理想論ばかりふいて、実際はなにもできはしない。わたしにできることは自嘲《じちょう》だけじゃないか。

まり子さんのエネルギーは、いったいいつまで爆発をつづけるのだろうか。過去には三時間という長丁場があったっけ。体力のつづくかぎり激高の調子はゆるまない。体力を消耗しつくすまで、彼女の唇は静止しない。

もうひとつ、心配ごとがある。彼女の場合、この暴風雨が去ったあとは、深く深く気分が沈みこんでゆくのである。その沈みようは、たったいま死ぬのじゃないかと思われるほど深刻なものである。ずぶずぶと地の底に沈みこんでいくウツの世界。果てしのない暗いウツのなかにいるときの彼女はとてもつらそうだ、ただすわっているだけでもつらいことが見てとれるほど。

「わたしなんか死んじゃえばいいんだわ……」

などと自己否定のことばをつぶやかれたりすると、きいているこちらもつらい。

この激高のあとに訪れてしまうウツ状態だけは、なんとか阻止したい。それなのに、わたしには対応できる能力がない。わたしは役立たずな人間だ。

ひょっとしたら、そもそもこの旅行自体が、彼女のストレスになってしまった……?

この想像にわたしはどきりとした。もしかしたら、わたしとA子、B子は大変な罪をおかしてしまったのかもしれない。よかれと信じて計画した旅行だが、不慣れなまり子さんにとっては甚大な緊張感を強要されている……?

わたしを非難・攻撃するまり子さんの声は、あいも変わらずこの広い浴場に朗々と響きわたっていた。

ひょいと大きな音をたててガラス戸があいた。A子だ。

彼女はわたしたちのほうへ浴衣のすそを持ちあげながら近寄ってきた。

「もう一時間も待ってんのよ。食事がさめちゃうじゃないの」

いうだけいって、さっさともどっていく。一時間もたっていたのである。わたしはすかさず立ちあがった。

「まり子さん、でよう」

彼女は気をのまれたみたいにあっけなく洗面具を手にとった。ふたりとも身体が乾ききっており、浴衣を着るときにバスタオルを必要としなかった。

部屋にもどると、満艦飾の食卓風景がひろがっていた。

酒類は、日本酒、ビール、ワインとそろっているが、まり子さんだけは抗精神病薬を服用中につき禁酒である。

わたしたちは陽気に乾杯し、食事を開始した。が、恐れていたとおり、まり子さんは気分が沈みはじめる気配をただよわせた。バツのわるそうな微笑をうかべながら、わたしを上目づかいにみたりした。気に病みはじめたのだ。

この食事中に、なんとしても彼女の気持ちを正調に押し上げたい。退院祝いの主役がこんなに寂しそうではいけない、楽しんでくれなければ。

まり子さんがトイレにたった。わたしはいそいで浴場でのできごとをふたりに報告した。

「よし、まかせな」

「にぎやか路線ね」

A子もB子も、ともに胸をたたいてくれた。

まり子さんがもどってきた。

冗談の上手なA子が手をかえ品をかえ、冗談をとばす。B子も負けじとばかり。もちろん、わたしも奮闘。

この計画は、みごとに成功した。証拠は、まり子さんの「ゼロ金利とはどういう意味か」の講釈がはじまったことである。ユーロについては、よくわからないわたしたちだったが、ゼロ金利くらいはわかる。しかしそれが、日本全体の経済活動とどう関わっているかは無知にちかい。まり子さんの説明は、とても説得力がある。座はおおいに盛りあがった。

まり子さんは途中で、「食後の薬」をのんだ。七錠である。すかさずわたしがいった。

「その薬さあ、効くの」

まり子さんはちょっと戸惑って、ふうっとため息をついた。

このような質問をすると、糖尿病や皮膚病、血圧等々で薬を継続してのんでいるひとは、けっこう、彼女のような反応をしめす。

患者心理とはふしぎなものである。効こうと効くまいと、主治医が処方した薬をためらいもなくのむ。まるで強制されたみたいに素直に従う。

効かない薬はのまないことが正しい。医学的に正しい。

にもかかわらず、内心、「効かない」と思っても、患者は営々とのみつづける。この患者心理につけこむ医師の多いことよ。「のまないと悪くなりますよ」と脅し文句をつきつけられると、患者の心理としては「まさか、医者が悪いものをすすめはしないだろう」と愚かに素朴に信じてしまう。あるいは期待してしまう。

「のまないと悪くなるというデーターがあるのですか」と問うことくらい患者側がしなければ、いったいだれがするというのだろう。世界じゅうの医師が、だれもがめざすべき標準治療（がエビデンス・ベイスド・メディスンにちがいない）を学ばず無視して、医学的根拠のない治療を平然と、そして漫然とつづける無能医師の存在を、わたしたち大衆はいつまで許すつもりなのだろうか。

きょうのまり子さんの状態を身近でみると、いまのんでいる薬が効いていないことは歴然としているではないか。しかも、効かない薬をのまされて、その副作用として異常な肥満体にさせられ、必然的に彼女の内臓も傷めつけられているのである。

「まり子さん、その薬はあなたの幸せに貢献してないよ」といいたくて口元がうずうずしてくる。

「効くの」

なお詰めよったのは、彼女の知性をもって、事実を認識してほしいと願ったからだ。きょうの自分の状態の変調から、「効いていない」と、その事実を認識してほしかった。「効く薬はのむ」「効かない薬はのまない」と、彼女なら主体的に判断できる能力が本来的にはあるのだ。

ところで、「患者には治療をうける義務はない」ことを読者諸賢《みなさま》はご存じだろうか。「医師の指示を受諾する義務はない」のである、すべての人間が。法的にも、いっさいないのだ。ぜひ、ご承知おきください。

「効いてないじゃないの。なのに、なぜのむの」

「…………」

「効かない薬をのんで副作用だけを身にあびて、こんな肥満になってどうするつもり。医者は責任とってくれないわよ」

まり子さんはうつむいたまま、ほんのかすかにうなずきながら、

「……のまないとね、自分がどうにかなっちゃいそうで怖いの。だから、のむ」

「のめば、どうにかなっちゃうことから免れるの。ほんとうに免れるの」

わたしは、ここぞとばかりに詰めよった。彼女が事実を認識してくれることを切望した。いまなら。医師のいないここなら。病院でないここで、いまなら！

わたしの期待とはうらはらに、彼女はあきらめきった表情をみせ、わたしを悲しそうな目つきで見つめながらこう答えたのである。

「しょうがないのよ」

しょうがないから、のむ。

こんな哀しいことばが世のなかにあるだろうか。治らないことを知りながら、かくも醜い身体にされながら、それでも、しょうがないからのむ！

A子がすこし涙ぐんだみたいだった。　それがB子に伝染した。わたしはひとりでふんばった。が、ひっかかれたみたいに気持ちがヒリヒリする。

効かないと、自覚しながらのんでいる……。主治医が処方したから、それに従うしかない、と思いこんでいるのね。信頼関係などまったくない医師が処方した、わけのわからない薬だとわかっていながらのむのね。

『患者というものは医師の判断をすべて了承するもの』とは、ほんとうは、全国のだれひとり発言していないのよ！

夜もふけて、みんなでいよいよ布団にもぐりこむことにした。
まり子さんが「眠前」と称する錠剤を取りだした。八錠だった。精神科は四分服が多い。効きもしない薬剤を日に二十九錠ものませる、彼女の主治医のむくんだ顔を思いだして、吐き気がした。

精神失調状態にあるひとが百人に二十人といわれているが、これは、どのような学校や家庭からでも職場からでも、分野・立場・環境を問わずに、くまなくその割合で出現する意味である。

この確率は白衣の世界とて例外ではない。精神科医も同様なのだ。だがこのあたりは、大衆の考えかたのひとつの落とし穴になっているようだ。「まさかお医者さんが」などと考えているひとがいたら、即刻あらためる必要がある。精神科医が百人いたら、そのうちのひとりが必ず分裂病を発症するのだ。

まり子さんの退院の真の理由は、『精神疾患のある医師』が主治医だからである。この主治医は、彼女が入院するずっと以前から精神病を発症していた。病院内のうわさでは分裂病という説が根強い。

彼女がこの病院に転院したのはまえの病院の紹介によるものだが、この医師が主治医になったのは単なる偶然である。この、病中にある医師が診療行為をしていることは、この病院内では、医師も看護師も患者も知らぬ者がひとりもいない事実である。にもかかわらず、わたしが確認しただけでも二〇〇一年五月現在で、三年以上という長きにわたって、診療行為をおこなっているのだ。

彼は、おそらく当直という名目なのだろうが、自宅に帰らず二十四時間を病院内ですごしている。つまり、病院内で暮らしているのである。

まり子さんが主治医の異状に気づいたのは、入院して一ヵ月半たったころである。

「おかしいです。わたしはこの病院に入院してから、昼も夜も眠りっぱなしじゃないですか。まえの病院では、こんなことはなかったんですよ」

彼女は当の医師に、みずからの口で申しでている。

「薬を替えてみてください。眠ってばっかりではしょうがないでしょう」

しかし彼は、

「え」

「あ」

と発しただけである。まり子さんは、それでも申しでた時点で、薬は替わったと思いこんだ。

この病院では、日に四回の服用は、一回ごとに患者全員がナースステーションでもらう。ひとりひとりの薬は小袋に錠剤がむき身で入っており、患者自身が薬名を知ることは不可能なシステムである。

この病院に入院したために、まり子さんの療養生活の質が低下してしまっていた。

朝は、朝食のために起こされる。そして食後の薬をのむ。すぐ眠気がおそってきて、彼女は眠る。つぎに起こされるのは昼食時である。彼女は食事をとったあと、また食後の薬をのむ。そうして、また眠らされる。夕食時に起こされ、食事、そして食後の薬。つぎの眠前の薬を服用するまで二時間半ほどの時間しかないが、この短い時間帯にも彼女は眠る。そうして一日の最後の薬（睡眠薬が含まれている）をのんで、朝まで眠りこむ。

この病院にきて以来、彼女が異様な肥満体になったのは、適切でない薬剤を投与されて、食事時間以外、眠っているからであろう。日に二十時間ほども眠りこんでいる計算になる。食べては寝、食べては寝、という二十四時間の生活をおくったら、どんなひとでも病的な肥満体になるにちがいない。

医師に申しでても、彼女の生活は改善されなかった。薬が替わらなかったのである。しだいに彼女は不満をつのらせていく。

「眠ってばっかりなんて、いや」

こんなに眠らされると、投薬以外の治療の一環としてある、手芸教室やスポーツなどの行事に参加できなくなる。まり子さんが転院を視野にいれて父親に訴えたのは、入院して四カ月くらい経過したころである。面会にくるたびに寝ぼけた娘の顔をみせつけられ、不審を感じていた父親は、すぐさま主治医に面会を申しでた。

約束の時間に出向いた父親は、まず看護師のことばに驚かされる。

「いま、先生を起こしてきますから」

昼間のできごとである。この主治医はおそらく服薬のせいであろう、一日に三時間ほどの診察時間以外は、昼も夜も眠りつづけていたのである。「いつも眠りこけている」と、病院じゅうのだれもがいっていたことは、事実だったのだ。

まり子さんの父親は、主治医と接してみて、娘が「あの先生、頭がおかしいよ」といっていた意味がよくわかったという。

患者の親と主治医の面談は、会話をかわすといったレベルではなく、主治医の一方的な主張だけでおわった。父親は、この会話の内容を正確に説明することができないと告白している。「娘さんは治った」とか、「今後もしばらくは退院できない」とか、矛盾した意味不明のことばしか思いだせないと。

「こんな医者に娘をまかせておくわけにはいかない」

父親は決断して、急遽《きゅうきょ》、転院先をさがしはじめるにいたったのである。

この主治医にいま必要なのは、休職と休養であろう。自分でそれが判断できない可能性もある。それでなお、診療の名にあたいしない、とんちんかんな行為をつづけているのだ。

ところが、ああ、この暴挙を同僚医師たち全員が見て見ぬふりをしているのである。同僚医師にせよ上司の医師にせよ、看護師にせよ、たったのひとりもこの暴挙をやめさせないのだ。発症した医師の診療行為より、病院ぐるみでそれを黙認していることのほうが怖ろしいではないか。

「患者たちの体内に、医学的根拠が保証されない薬物投与がおこなわれている」事実を黙認できるほど、ここまで、精神科医たちは堕落しているのである。これは犯罪と断言してよいだろう。

なるほど、わが保身を第一に考えれば、ネコの首に鈴をつけるのはだれでもいやにちがいない。無用な波風をたてて自分が泥をかぶるのは賢明ではないだろう。「医者のかばいあい」はここまで凄絶《せいぜつ》なのだ。

もし他から批判されれば、「医者にも病気になる自由はある」「病中にある医者にも、職業選択の自由はある」などと反論するにちがいない。患者の人生や命など、どうでもよいのだ。それがこの病院の全医師の本音である。ひたすらひたすら、保身に走っている。

この病院の全員の医師が、「患者は人間である」という認識さえない、とわたしは理解している。患者も医師とおなじ人間だと知ってさえいれば、患者に当該医師が処方した薬なぞのませられるわけがないだろう。自分の家族がもし発症したら、その医師にまかせるはずもない。患者という他人には、こんな犯罪的なことがおこなわれても、傍観できるのである。これは『患者虐待』である。

院内でこれほど有名な事実は、はたして外部にもれるようになった。しかし、なんの改善もされていない。この病院の責任者はいったいだれなのか。

発病中の医師が処方した薬剤（抗精神病薬・向精神薬）を、患者たちは素直にのむ。当該医師の担当する患者は、こんなおぞましい被害を、いまなお、うけつづけているのである。精神病の薬剤には劇薬指定のものが多い。適切でない劇薬をのむと、人間は死ぬんですよ。

「六ヵ月の入院費用を、どぶにすてたようなものです」

まり子さんの父親は怒り心頭に発している。わたしはこの発言につけくわえた。

「それだけではないですよ。身体にうけている副作用と、まり子さんの青春の六ヵ月分の浪費も被害のうちです」

精神科は、医療過誤の訴訟がほとんどない。患者も家族も、世間の偏見をおそれて、医師からどんな仕打ちをうけても泣き寝入りするせいもあろう。沈黙をまもる患者の悲しみのかげに、どれほどの医療過誤がまかりとおっていることだろう。誤診・誤治療の事実は、永遠に闇から闇にほうむり去られるのだ。精神科医とは、なんとラクな商売であろうか。

超のつく有名大学病院の、関連病院でのできごとである。

# 有名医師はブンガク者

日本語に堪能《たんのう》な外国人特派員記者と精神病について話していた折りに、ついでにたずねてみた。

「日本でいちばん有名な精神科医を本国に打電するときは、どんな医師をえらびますか」

脳科学を分子レベルできちんと研究している上質な医師の顔を、あれこれ思い浮かべながら。

「いちばん有名な精神科医、それは町沢静夫医師でしょう」

いきなり即答されて、泡くって叫んでしまった。

「ちょっとまってよ、それは日本国国家の恥ですよ」

あらま、わたしはいつから国粋主義者になったのかしら。わたしと国家は、「税金よこせ」「持ってけ」という一点の関係しかなかったはずだ。国家なんてブッソウなものには近寄らない主義。

わたしはうわごとのように、前述の上質な医師たちの固有名詞をあげていった。それが六人目をかぞえたときに、彼が手をふってさえぎった。

「それは優秀な医師という意味でしょう、あなたは有名な医師はだれかと質問したんですよ」

彼はくすっと笑った。一本とられた。彼の言語感覚は正確だ。

〔ボーダーラインの嘘〕

数年まえ、突如として「ボーダーライン」という聞きなれぬことばをひっさげて、診療技術がたかいという評価があったわけではない町沢静夫氏は、いちやくマスコミの寵児《ちょうじ》となった。現在も、氏はテレビ、新聞、雑誌などに顔をださない日はないくらいマスコミから重宝されている。

テレビの報道ショーとしては、スリリングな名称「ボーダーライン」は耳目をあつめ、しかも病名を軽々しく断定するから視聴率をかせげるし、「ホラを吹いてでもマスコミに露出したい」氏の利益と、メディアの利益はここで合致したのだ。

氏は、当然のことながら「ボーダーライン」を「境界性人格障害」の意味でつかっている。

人格障害……。

人間が人間を判断するにあたっての、これほど手酷《てひど》い言語があっていいのだろうか。

もし自分が「人格障害」と宣告されたら、そしてそれが真に正しい評価だとしたら、わたしはまよわず自死を選択するだろう。

わたしは母の腹のなかから、人間の子として生まれたはずだ。その人間の子に「人間しかもっていない『人格』がない」とは、それは「ホモサピエンスではない」という意味にひとしい。

おまえはケモノか虫ケラだ。人間ではない。

こんな宣告をうけたら、わたしは生きる勇気を根こそぎ失い、深く絶望し、死しかみえなくなるにちがいない。

日本語でいう人格とは、「高潔な」あるいは「優れた」という形容詞がついたり、あるいは「○○は人格者である」というふうにつかわれる言語である。そのほかは、日本語としては、人格は「ある」か「ない」かのどちらかである。

人格障害――「人格がない」と他人にむかって裁定できる人間は、「人格がある」ひとにちがいない。人格者だけが口にできることばである。

不登校、ひきこもりなど問題をかかえ苦しんでいるひとたちにたいして、町沢氏はこれまで、どれほど「ボーダーライン」と断定的に切りつけてきたことだろう。自分が見も診もしない他人にたいして、「人格障害――人格がない」と裁定できるほど、いったい、氏には、どれほど豊かな人格があるというのだろうか。これは、賢明な大衆が感じはじめている疑問である。氏の人格を、だれが保証してくれるのか。精神科医のどなたか、ひとりでいいから名乗りでてみてくださいよ。「町沢氏は人格者である」と。あ、ご当人の保証はいらないよ、信憑性《しんぴょう》がないからね。

に青少年が引きおこす諸問題に関しても、メディアの報道を検証もせずに安易に鵜呑《うの》みにして、まってましたとばかりに「ボーダーライン」と診断してしまう。まるで日本じゅうの青少年が、全員ボーダーラインであるかのごとくに。

わたしが優秀だと信用している精神科医ふたりに、犯罪事件を引きおこした若い容疑者についてたずねてみた。

「報道された内容だけでは診断は確定できません、診ないことには。いまはわかりません、と答えるのが正確でしょう」

「報道だけで、いくつかの病名は浮かびます。しかし、それをしぼって確定させるには、まだまだ情報がたりません。本人と何回も面接して、慎重の上に慎重をかさねないと診断そのものを誤ります」

という答えがかえってきた。人間という複雑な生き物にたいして、両者とも、かくも謙虚である。いや謙虚というより、これがふつうの医学者の常識的な態度というものであろう。

なおK医師からは、「町沢氏が、診察もしないで個人の病名を公表するのは医師法違反」と批判の声もあがっている。法律違反をかさねながら、なお、マスコミご用達医師でありつづけるとは、恐れいった話である。

テレビマンも新聞記者、雑誌記者も、ほんとうに不勉強なひとが多い。きちんと医学的論拠をもった精神科医はいくらでもいるのに、さがそうともしない。取材の労をはぶき、自分たちはラクをしながら、氏の医学的論拠不在の単純明快なホラ話をいつまでたれ流すつもりなのか。

氏は昭和二十年生まれ、現在年齢五十代半ばをすぎている。この年齢ならもう矯正は不可能だ。この、「医療を語れる便利屋《コメント》（あら、失礼）」みたいな人物の放つ、偏見と差別にみちたホラ話・茶のみ話の類《たぐ》いをたれながしている各メディアは、問題をかかえて悩みながら必死に生きているひとたちをどんなに苦しめているか、そろそろ反省してみたらいかがか。

なお、メディアは彼を「ボーダーラインの専門家」的な紹介をするが、これはフィクションである。メディアと彼だけがそう願って吹聴《ふいちょう》しているだけであり、学界や他の精神科医がそれを認めているわけではまったくない事実をお知りおきください。

いまや残念なことに、氏と同類のマスコミ野心のある若手の精神科医が、鉛筆をたたき折ったくらいの行為ひとつで、その人間を「人格障害」と診断してしまうようになった。医師としては、わるい見本でしかない町沢氏のやりかたを、若手の野心家が真似するところまできてしまったのである。

(Personality Disorder) の訳が、人格障害である。
(Borderline Personality Disorder) の訳が、境界性人格障害である。
日本精神神経学会に問います。この訳は、ほんとうに正しいのですか？
「性格障害」では、いけないのですか？

〔町沢氏は精神病者にたいする差別者である〕

その理由①

自分が辣腕《らつわん》をふるって強制入院させたバスジャック犯について、氏が公の場で高々と「精神分裂病」と宣言したことは記憶にあたらしい。もちろんいつものごとく、見も診もしないで、犯人の母親の一方的な話を丸ごと信じて断定した。バスジャック犯の診断名は、①肥前療養所の初診時は「心因反応」、②同療養所の正式診断「家庭限局性行為障害」、他には、精神鑑定医の「行為障害と解離性障害。精神分裂病の前駆期の疑いもある」など諸説紛々であり、「正しい」診断というのは、でていない。町沢氏は、嘘つきである。

このようなホラに、分裂疾患のあるひとおよび家族が、どれほどの痛手をこうむるか、彼は想像もしたことがないのだろうか。

なお、精神疾患のあるひとの犯罪率と再犯率は、健常者と同率か低率である。これが正確な事実である。疾患のあるひとの犯罪率がたかい証拠は、いっさいない。しかし、有名人である氏のホラによって、世間の人々は、

「分裂病って、こわいねえ」

と、まるで分裂病イコール犯罪者みたいな、あやまった観念をいだいてしまう。

分裂を発症して、その症状にいちばん苦しむのは当人である。幻聴に苦しみ、幻覚におびえ、激しく自責までしながら苦しんで生きているのだ。つぎに苦しむのは、その家族で

ある。こんなに苦しみ苦しみぬいている人々にたいして、彼のホラは非情な追い打ちをかけるものである。偏見や差別を生みだすことに加担するのだ、精神科医のくせに。

二〇〇一年六月十六日付「朝日新聞」の『声』欄に、四十歳の主婦の投稿文が掲載された。

――「こういう精神異常者を野放しにするな」。池田小学校の事件のテレビを見ていた夫の一言に、私は顔をひきつらせて、うなずくそぶりをしました。私は20代前半の時、精神分裂病と診断され、半年間入院しました。（中略）この事実を知っているのは、両親だけです。（中略）結婚も出産も何度もためらいました。夫に知られたら離婚を覚悟しています。その後20年近い。（中略）再発するのではという不安におびえてきました。（中略）あの犯罪は許されざるべきものです。けれども、私も含めて、まじめに必死に生きている、精神の病に苦しんでいる多くの患者の存在を知って下さい」――

この投書の主に、町沢氏は答えることばをもっているのか。

理由②

「『アエラ』の記者から取材をうけているときに、患者がナイフをもって診察室に入ってきた。ナイフはたたき落とした。記者が『先生は命がけで診療してるんですね』といっていた」と、町沢氏は鼻タカダカで大衆の面前で自慢話をひろうした。この神経は、いったいなんなのだろうか。この話をしながら、うっかり「診察を待たせたから」と本音をもらしたところは、幼稚でかわいいが。

診察時間ちゅうに患者を待たせてマスコミの取材を優先させる——氏のこの態度は、氏が有名になった佐々木病院勤務時代からはじまっている。これはマスコミ関係者のあいだに広く知れわたっている事実だが、マスコミが氏を多用している理由のひとつでもあろう。精神科医は、他の科より群を抜いて取材拒否が多い。これはわたしが十年以上、経験しつづけた感触である。

ナイフ患者の話は、ホラ・嘘の多い氏の発言だから、わたしはまったく信用していないが、「もしこれが事実だとしたら」という仮定のもとに検証してみたい。

この患者が凶暴性のある人間だと仮定しよう。ならば主治医はなぜ治さなかったのだろう、という疑問がまずわく。治さなかったのは、単に、主治医が「患者を治す能力がない」だけのことではないのか。自分の担当する患者さえ治す技術力がない証拠を、自らの口で証明したにすぎない愚かさよ。それを「恥」と認識しない感受性よ。

また、自分の患者が、診察を待たせたくらいでナイフを手にするなら、それは患者と主治医たる自分のあいだに信頼関係が構築できていないからだろう。自分が担当する患者から信頼されていない「恥」を反省せずに、「精神病者は危険だ」とばかりに偏見と差別をまきちらす、この知性よ。

「アエラ」の記者も「先生は命がけですね」などとばかげた提灯《ちょうちん》もちをしている場合ではないでしょう。自分が、どんな時刻に、どんな場所で取材したのか、その取材が患者に迷惑をかけていないのか、よく検証してごらんよ。あなたはきっと「精神病はこわい」とかたく思いこんでしまったことでしょうね、町沢氏の扇動にのって。

その偏見をひきずったままだと、ろくな記事がかけないよ。記者人生の終幕をむかえたくないなら、どうか取材相手の談話を仔細《しさい》に検討・調査する姿勢をもってほしい。豊かな記者人生にしようよ、あなたの記事を読む大衆のため、そうして、なによりあなたのために。

理由③

町沢氏の、「精神病は危険」と大衆に嘘を植えつけるトドメは、恐喝事件である。「元患者から、プレゼントされた品物（印鑑）の代金二百万円を払えと脅された。警察は守ってくれないから、支払った」旨の発言に集約されよう。

元患者から高額な品物をもらう卑しい行為は、まあこの人物のことだから良しとしよう。元患者から脅された、という点に注目したい。元主治医を脅すほど凶悪性があるなら、それは主治医が患者を治せなかったという意味だろう。治せないまま退院させるとは、「治療者として精神病を治せる能力がない」とみずから白状したにひとしいではないか。

この反省がないのも、氏らしいねえ。

いつものホラでなくこれが事実なら、いくらなんでも、二百万もの金を支払った際には領収書を書かせるにちがいない。その領収証（きっとナイというんだろうな）をもって、なぜ警察にかけこまないのか不思議である。

犯行者が精神病者であろうとなかろうと、これは警察が捜査すべき恐喝事件ではないか。

犯罪に遭遇し被害をうけたら、警察に通報することは市民としての義務であろう。子どもでも知っている常識だ。「警察は守ってくれない」なんて、いまさら謙遜《けんそん》しなくてよろしいんだよ。顔も見たことのないバスジャック犯を、関東から九州まで電話という遠隔操作だけで警察をうごかして強制入院させたスゴ腕は、日本じゅうにとどろいているではないか。

国家権力を電話一本で思いのまま操るなんて、ナミの人間にはできる所業ではない。一国の総理大臣にもできない。それをやってのけた人物が、「警察は守ってくれない」だと！

それにこの事件は、氏が勤務している病院内でおきた事件のはずである。給料をもらっている勤務医の義務として、病院側に報告はしたのだろうか。病院内で恐喝事件がおきたのなら、病院側が再発防止に取り組む必要性が生じてくる。

嘘・ホラ・作り話にまみれている氏のことだ、このナイフ事件も恐喝事件もどこまでほんとうなのかは不明である。彼は両件とも、いつ、どこで、どんな状況下のもとでおきたのか詳細に説明する責任がある。メディアのほうも、おもしろいネタだと喜んでばかりいないで、ぜひウラをとってほしい。

彼がまちがいなく成功した点は、ただひとつである。

この三件の発言によって、「主治医をナイフで脅したり、恐喝して金をまきあげるなんて、精神病はこわい」と、世の人々に誤った偏見や差別や恐怖を与えることには、みごと成功している。ここまでやるのだ、彼は。精神疾患で苦しんでいる人々を、完膚なきまでにおとしめることを。

町沢静夫氏の職業は、

――心を病んだ人々にたいして、深い共感と高邁《こうまい》な倫理観とともに、高度な知識と技術力をもって治癒・改善にみちびく崇高な使命をもった精神科医――である。

〔町沢氏の講演会もよう〕

二〇〇〇年七月二十八日、佐賀県唐津市でおこなわれた氏の講演をヴィデオでみたが、彼の言語能力がきわめて幼稚だったことにびっくりした。語彙《ごい》も貧弱である。なるほど。数十秒、数分だけならそれが露呈しない、骨の髄までテレビ向きの人間だったのだ。

この程度の言語レベルでは、言語がいちばん重要なコミュニケーション手段である患者とは、意思の疎通ははかれないだろう。彼の診療で誤診が多い（複数の精神科医と五指をこえる元患者が証言している）のもうなずけた。

ところで、この講演のタイトルは、「青少年教育に必要なこと」。

笑っちゃいました、わたし。以下は、抜粋（太字はわたしのヤジ）。

いわく、「青少年の問題を二十年やってきて、青少年病棟をつくるところまでいった」

**・これこれ、これなんですよ。さりげなく、青少年問題では自分は第一人者である、と自**

己宣伝する。標榜《ひょうぼう》することは勝手だが、彼が第一人者であるとする証拠はどこにもないんだけどね。つねに、自分を大きく見せることに心をくだくひとなんだね。それに、青少年病棟ってどこにあるんだろう。病院名と所在地をはっきりさせな。自己宣伝が大好きなひとが「つくった」のなら、なぜ宣伝しない？

いわく、「いまの青少年に、おかあさんがなんでもあげる、なんでも着せる、なんでも食べさせるから、その結果、抑制力のない子どもばかりができた」

・ほんとかね。どこの母親が子どもに「なんでもあげてる」の？「そんなカネない」と母親たちはいってますよ、この不況時に。客観的なデーターに基づいた医学者の発言ではなく、ひたすら主観と創作に走ったブンガク者の発言だと思えば腹もたたないけどね。

いわく、「母親が子どもになんでもすぐ与えるから、しつけの不足が問題になっている。しつけが低下しているから、子どもが荒れる」

・この人物は母親というものに、敵意をもっているみたいだね。なお、なんでも母親のせいとする論法は、七〇年代の精神分析隆盛時代の産物（schizophrenogenic mother〈スキゾフレノジェニックマザー〉分裂病を生みだす母親）である。氏の医学生時代は、この理論をテキストで学んだのだろう。三十年まえの理論をいまなおふりかざしているのは、氏がそれ以降、あたらしい知識を得ていないと白状したようなものである。こんなに不勉強でも精神科医はつとまるという好例だね。

いわく、「不登校は、ほんとうはウツ病であることが多いというのが、最近の研究のデーターです」

・ここまでホラを吹くなら、もうホラの範疇《はんちゅう》をこえて大嘘である。

不登校児は百万人とも百十万人ともいわれているが、その総数すら正確に調査されていないことが事実である。それなのに研究データーがある？　どこのチームの研究データーなのか、固有名詞をいってごらん。そしてデーターがあるなら、「ウツ病が多い」などとあいまいなことをいわずに、不登校児の八十%、あるいは九十%がウツ病だというふうに、具体的な数値をだしなさい。研究データーというのは、かならず数値をもって示されるものである。

聴衆は医者の理論をききたくて集まったのに、非論理的なブンガク論をきかされるとは意外だったろう。

いわく、「不登校児には登校刺激を与えてはいけないと文部省（現・文部科学省）がいったのは罪です。この誤りがどうなったかというと、男の閉じこもりに至る。この閉じこもりは分裂病とおなじレベルです」

・閉じこもりと分裂病の関係について、データーを示せるのかね。主観、感想にすぎないブンガク的な発言は、医者のアカウンタビリティ（説明責任）から、はずれてるよ。それに、どうしても、学校にいかなければだめなのかね。学校にいかないことが、そんなに気にいらないのかね。講演の後半では「高学歴に意味がない」「偏差値に意味がない」としつこいほど叫んでいるくせに。どっちなんだよ。なお、「男の閉じこもり」とは、女子より男子のほうが多いと示しているようである。

いわく、「フリーターみたいな形でごろごろしている」

・この不況時に就職ができなくて、やむなくフリーターになるのは個人の責任ではありませんよ。このひとは、すこしは社会に目をむけないとねえ。まあ、ブンガク者はえてして社会性はないものですが。フリーターを愚弄《ぐろう》して「ごろごろ」と形容すること自体が、差別である。真剣にはたらいているフリーターたちに、謝罪しなさいね。きっちり正社員になることのみが正しいといいたいだろうが、自分自身はどうなのよ。勤務先をころころ変える「医師免許をもったフリーター」みたいなくせに。

いわく、「バスジャック犯の主治医はたった十分の面接しかしていない。こんなんで患者と信頼関係なんかできるわけない」

・うるさい、というんだよ。いってくれるじゃないか、まったく。自分は十分どころか○秒、見も診もしないで診断をくだしてしまうくせに（しかも誤診が再々）。

いわく、「あのバスジャック犯は強制入院させなければ、学校を襲撃したんですよ」

・医学的・科学的思考ができない医師の、ブンガク思考に走るしかない哀れさよ。同情します。

妄想とは、かならず実行されるとは限らない性質のものである。

これは、どんな精神科医も心理学者も知っている医学的常識である。「学校襲撃の妄想が実行された」と断言するなんて、精神科医の思考ではない。医学的常識をもちあわせていないから、つくづく、ブンガクに走るしかないおヒトだわね。

いわく、「バスジャック犯の主治医は、幻聴と妄想があるのにどうして分裂病と診断しないのか。医学生でも診断できます」
・バスジャック犯の病が、「行為障害」であったことは前述した。犯人の母親から得た膨大な情報をもとにしても、誤診したくせに。その責任はどうするおつもり？
なお、幻聴と妄想があればイコール分裂病とするのは、誤りである。これも医学的常識です。複数の精神科医によると、分裂病以外の病気でも一過性の幻聴・妄想は多々あるという。妄想があればただちに分裂病だとヨタ話を吹いて、「分裂病者は凶悪」だと世のなかに偏見をばらまく「凶悪な医師」だねえ。

いわく、「じっくり話しこんで相手の心に溶けこまなければいけない。医師と患者は信頼関係で結ばれなければならない。現に私がやっている。それが精神科の技術なんです」
・よくいうよ、まったく。そんな貧弱な言語力と思考力では、患者からの信頼は勝ちとれないわね。ナイフ患者はどうした、恐喝患者はどうした。精神科の技術がないから、信頼されなかったのでしょうが。どこまでも、「自分は有能だ」といいたいんだねえ。哀れ。
いわく、「おかあさんが、子どもになんでも物をあたえるから、衝動人間をつくってしまい、ボーダーラインの人間を増加させている」
・あふれるほど物を与えられることと、人格障害のあいだの連関性を科学的に話してみなさいよ。知らないんでしょ、ほんとは。だからブンガク的な作り話をしてる。

いわく、「会社に入りたくない子は大学院にいく。いまや大学院は社会の保健室と呼ばれている。大学院生のまず六割がこれ。のこり四割が大学院生としてがんばっている」

・やっと数値がでてきたと思ったら、これも嘘っぱちのブンガク論。このひとに論理的な思考を期待すること自体、まちがっていると痛感します。

いわく、「おばあちゃんに二年以上育てられた子どもは、欲望のコントロールができなく育つから、思春期・青年期になってからの精神障害率がたかいか、犯罪者への道にいく」

・これは重大発言です。「二年以上」という具体的な数値がでた以上、研究者たちがあつまってつくったにちがいないそのデーターを、きっちり公表してもらいましょう。ここまでの暴論は、ブンガク的な作り話だったとはいわせませんよ。このデーターを発表した研究者グループの氏名を公表しなさい。

作家の畑正憲さんはそのご著書のなかで、「おばあちゃんっ子は、心根のやさしい良い子どもに育つ」と自信をもって主張している。彼は動物学者でもあるから、人間というものを注意深く洞察する能力に長《た》けています。

いわく、「おかあさんが子どもと長く付きあい、大事にするから不登校がおこる」

・もうなんだか面倒くさくなってきた、こんなヨタ話に付きあうのは。大事にしなければ、「虐待」だと鬼の首とったみたいにいうんだろうが。子どもを大事にしたら不登校になるというエビデンス（医学的証拠）を、数値をもって示しなさい。

いわく、「なんでも物を与える母より、おじいちゃんやおばあちゃんはもっとひどい。この連中はサンタクロースのときだけ出てくればいいのに、月に何度もくる。そして孫に金や物を与える。これが邪魔だって言うんですよ。孫がかえってわがままになって、衝動的になってどうしようもない」

・母親に敵意をもっているだけだと思ったら、祖父母にも敵意があったのねえ。他人《ひと》さまにむかって、連中とはなんですか連中とは。聴衆のなかにも祖父母はいらしただろうに。ことばづかいから勉強させなければだめだ、このおっさんは。

ところでこのひとは、いったいどんな母親に育てられたのだろうか。そうして、どんな祖父母と交流があったのだろうか。自分の身内のことだから「よい母親」「よい祖父母」というにちがいない。

しかしながら、「だめな母親がだめな子どもをつくる」とどんなに力説しても、氏のように「よい母親」に育てられても、デキあがりがその程度なんでしょう。だったら、「だめな母」も「よい母」もおなじじゃないのトドのつまりは。なんでも母親のせい、とするブンガク論さえ破綻《はたん》しちゃったわねえ。

いわく、「中学の連中は青少年問題の中心です。犯罪や家庭内暴力や精神障害の中心になりつつあるんです」

・言語能力低劣なので趣旨不明の発言である。が、母親や祖父母のみならず、「連中」とまで侮辱する中学生たちをも、敵意をもって攻撃していることだけはわかる。ここまで人間を愛せない性質の人間が、なぜ、「人間への奥深い洞察力」を必要とする精神科医という職業をえらんだのか不可解である。

全体的に青少年問題は、なんでも「母親の責任のせい」「母親のしつけのせい」にしているが、きちんと勉強をつづけている精神科医は、こんなことは、もはや、だれもいいやしない現実があるんですよ。

精神疾患は「母親の態度」にかかわらず、脳の器質の不具合、脳の機能の低下、あるいは脳内伝達物質の不調和などによっておきることが、医学的に判明していることをお伝えしておきます。したがって講演中の「青少年のウツ病と精神分裂病は、母親がものを与えるから」というのは、大嘘である。

〔新聞が町沢氏のかわりに謝罪した〕

前述の講演から約一ヵ月後の二〇〇〇年九月二日、珍事件が発生した。

毎週土曜日に発行されている「キリスト新聞」は、同年四月二十二日付の町沢静夫医師のインタビュー記事掲載について、同医師を起用したこと自体を誤りだとする謝罪を紙上において表明した。このインタビューの冒頭で、「キリスト新聞」は、町沢医師を「人格障害やボーダーライン（境界性人格障害）の研究でわが国の第一人者」と紹介している。

インタビューの概要は、つぎのとおりである。

――京都男児殺害事件の岡村被疑者は「実際は独りで死ねないから人を殺して自分も死

ぬという『無理心中』に近い」と分析し、神戸連続児童殺傷事件の犯人については、「性的サディズムとADHD（多動性障害）が結びついた特殊な事件」と述べ、犯罪者が事件を起こす原因として「過保護が問題の原因の一つ」と語っている——

この記事について、五月七日付で、日本基督教団西小倉めぐみ教会（牧師ほか役員一同）が抗議とともに、五項目からなる質問にたいしての回答をもとめる文書を、「キリスト新聞」に送付した。

抗議の内容は、「町沢医師の発言は、著しく『精神障害者』並びにその家族、又、同様の立場にある人たちに対しての差別と偏見を助長させる内容」だというものである。

また質問にたいしては、同紙編集局長が六月三日付で回答し、その質疑応答が九月二日に掲載された。

質問①　町沢静夫精神科医は四月二十四日テレビ朝日放送「ワイド！　スクランブル」の番組においても「ボーダーライン」「境界性人格障害」なる言葉をもって著しく精神障害者を差別しているが、かかる精神科医を「第一人者」と紹介されている根拠は何によるのか。

回答①　町沢医師の著書などで「日本のボーダーライン研究の先駆者」と紹介され、同医師を知る少なくとも二人の知人から助言を得、立教大コミュニティ福祉学科教授としてキリスト教にもそれなりの見識を持ち、その諸説には教えられるところが少なくないと思ったので「第一人者」と紹介した。

質問② （前出両事件の）犯人の分析に対して、どのように具体的な根拠に基づく発言として掲載されたのか。とりわけ、ADHDとの結びつきについては、いかなる資料・根拠に基づくものであるのか。

回答② 本紙はいかなる資料も根拠も持ち合わせていない。（著者注・ADHDの原因は脳の伝達物質の不調和である〈過保護など親の態度は無関係〉と、日本精神神経学会は学術的に結論をだしている）

質問③ 犯罪事件を起こす犯人と過保護についても詳細な資料・理由を示してください。

回答③ 本紙は詳細な資料・理由を持ち合わせていない。

質問④ キリスト新聞社も町沢精神科医同様に「精神障害者」やその家族、並びに同様の立場にある人たちに対して差別を助長することに加担する役割を果たしたことになるが、どのように考えるか。

回答④ ご指摘はその通りだと思う。今後、いかなる差別もそれを助長することに加担する役割を果たさないよう、誠実に取り組んでいきたい。

質問⑤　「ワイド！　スクランブル」の番組における町沢医師の発言を送付したが、その発言内容についての見解を聞かせてください。
回答⑤　犯罪を起こす「犯人」と過保護の関係も、一般化して決めつけてしまうことには慎重であるべきだと思う。

そして、しめくくりに「キリスト新聞」は以下の謝罪文を掲載した。
——本紙四月二十二日付の同記事に関して、関係者の皆様に多大のご迷惑をおかけしましたことを、心から深くおわびします——

メディアが、町沢氏の発言のみならず、起用したこと自体に全面的に非を認めたのである。しかも起用した当人に釈明の機会もあたえず（釈明させても、いつものごとく、医学的論拠を語れず、主観・感想・単なる思いこみにすぎないブンガク論に走るだけと推測したのでしょうね）、メディアみずからが謝罪したことは前代未聞であろう。
青少年の精神疾患ばかりか、ひきこもり、不登校、非行など、医学的根拠がないのに、なんでも「母親のしつけのせい」「母親の過保護のせい」と嘘を連発して多くの母親を苦しめてきた氏にかわって、深く頭をさげたこの新聞社の誠実さに心から敬意を表します。

二〇〇一年現在、日本の医大・医学部には児童青年精神医学の講座はなく、厚生労働省は児童青年精神科を標榜《ひょうぼう》科名として許可していない。したがって、マスコミと町沢氏が「青少年問題の専門家あるいは第一人者」と吹聴《ふいちょう》しているのは、まったくの錯誤であることを認識してほしい。「日本児童青年精神医学会」が公式に認定した『認定医』は、二〇〇四年二月現在（最新）、以下のとおりである。なお、認定医制度は、児童青年精神医学について優れた学識と高度の技能、さらに充分な倫理観を具《そな》えた臨床医を社会に提供することを目的としている。

認定医の資格を得る各要件を満たし、審査委員会の認定試験および審査に合格し、児童青年精神医学に関して広汎な専門知識と豊かな臨床経験を具えている臨床医であると当学会が認定したこの八十五名の医師たちこそが、正真正銘の「青少年問題の専門家」である（日本児童青年精神医学会・認定医制度規則より引用）。

日本児童青年精神医学会認定医一覧（二〇〇四年二月現在）

| 氏名 | 勤務先名 |
|---|---|
| 青木　省三 | 川崎医科大学精神科学教室 |
| 阿部　和彦 | 西南女学院大学保健福祉学部 |

安藤　公　メンタルクリニックあんどう（東京都府中市）
石井　高明　石井クリニック（名古屋市）
石坂　好樹　京都大学附属病院精神医学教室
伊藤　克彦　（名古屋市）
稲垣　卓　東京福音会センターカウンセリングルーム　コイノニア
井上　洋一　大阪大学健康体育部
猪股　丈二　社会福祉法人湘南福祉センター診療所
大隈　紘子　大分県精神保健福祉センター
太田　幹夫　なんば太田クリニック（大阪市）
大高　一則　大高クリニック（名古屋市）
大月　則子　大阪府こころの健康総合センター
小片富美子　長野大学社会福祉学部社会福祉学科
小倉　清　クリニックおぐら（東京都）
小野　宏　豊田西病院（愛知県）
郭　麗月　桃山学院大学社会学部社会福祉学科　かく・にしかわ診療所
川端　利彦　神経科田村会クリニック（大阪市）
上林　靖子　まめの木クリニック（東京都）
小池　清廉　京都障害児福祉協会

小泉　毅　青森県立精神保健福祉センター
小西眞行　社会福祉法人　桧の里あさけ診療所（三重県）
小林隆児　東海大学健康科学部社会福祉学科
斉藤万比古　国立精神・神経センター国府台病院（千葉県市川市）
笹野京子　旭川荘療育センター児童院（岡山市）
設楽雅代　（札幌市）
島田照三　島田クリニック（神戸市）
清水將之　三重県立小児心療センターあすなろ学園
白瀧貞昭　武庫川女子大学文学部人間科学科（西宮市）
白橋宏一郎　有恒会こだまホスピタル（石巻市）
杉山信作　広島市児童療育指導センター
杉山登志郎　あいち小児保健医療総合センター（大阪市）
芹川正樹　医療法人　せりかわ医院（久留米市）
高井万里子　高橋病院（名古屋市）
高岡　健　岐阜大学医学部神経行動学分野
高木隆郎　医療法人　高木神経科医院（京都市）
田野稔郎　小児療育相談センター（横浜市）
中根　晃　東京都精神医学総合研究所児童思春期研究部門（客員研究員）

長尾　圭造　国立療養所神原病院（三重県）
野沢　栄司　野澤クリニック（千葉市）
服部　陵子　はっとり心療クリニック（熊本市）
花田　雅憲　（大阪狭山市）
平田　一成　小児療育相談センター（横浜市）
藤本　淳三　（社）大阪総合医学・教育研究会附属診療所
藤原　豪　東武中央病院（埼玉県）
星　融　東海女子大学（岐阜県各務原市）
本城　秀次　名古屋大学発達心理精神科学教育研究センター児童精神医学分野
牧原　寛之　牧原クリニック（西宮市）
宮下　久子　岐阜県立下呂温泉病院
山崎　晃資　東海大学医学部精神科学教室（神奈川県伊勢原市）
若林慎一郎　金城学院大学人間科学部（名古屋市）
渡辺　位　（千葉県）
犬塚　峰子　東京都児童相談センター
大澤多美子　広島市児童療育指導センター
岡田　隆介　広島市児童療育指導センター
亀岡　智美　大阪府こころの健康総合センター

清水　章子　しみずクリニック（岐阜県）
三原　龍介　三原クリニック（横浜市）
吉川　領一　長野赤十字病院
鬼頭　有代　有希クリニック（大阪府）
小林　和　精療クリニック小林（神戸市）
古元　順子　ノートルダム清心女子大学児童学科兼児童臨床研究所（岡山市）
岡本　正子　大阪府中央子ども家庭センター
宝積己矩子　宝積クリニック（三重県嬉野町）
川崎　葉子　都立多摩療育園
武井　明　旭川医科大学保健管理センター
村瀬　聡美　名古屋大学発達心理精神科学教育研究センター
山田佐登留　東京都立梅ヶ丘病院
山崎　透　静岡県立こころの医療センター
水田　一郎　大阪大学医学部精神科
岡本　慶子　京都市精神保健福祉センター
神尾　陽子　九州大学大学院人間環境学研究院
原田　謙　信州大学医学部附属病院子どものこころ診療部
塩山　晃彦　塩山心療内科（尼崎市）

小野　善郎　和歌山県子ども・障害者相談センター
金生由紀子　北里大学大学院医療系研究科医療人間科学群発達精神医学
横田　伸吾　大阪府済生会茨木病院
二階堂正直　滝川市立病院
林　みづ穂　仙台市精神保健福祉総合センター
増沢　菜生　新潟大学教育人間科学部障害児教育科
西本佳世子　松山記念病院
生地　新　日本女子大学人間社会学部心理学科
下山　修司　東京医科歯科大学大学院医歯学総合研究科社会精神保健学分野
斎藤由美子　茨城県友部病院
本多　奈美　東北大学医学部附属病院精神科

（順不同）

二〇〇一年三月十二日。午後一時五十五分、わたしは東京地裁六二四号法廷の傍聴席にいた。証人席にすわっていた町沢医師はメガネを頭部におしあげて資料を読んでいた。黄緑色のマーカーでぬられた部分が、傍聴席からみえた。開廷は二時。

法廷入り口横の壁に、この審理の概略が掲示されている。

事件番号・平成十一年（ワ）第××××号
事件名・損害賠償
事件進行状況・証拠調（証人）
原告・〇〇（女性名）
被告・〇〇（男性名）

原告・被告ともに同姓なのは、九十六歳の母親が実の息子（五十六歳）を訴えた事件だからである。実の親子が公開の場で争うとは、いったいどんなことがあったのだろう。どうやら事件には、町沢医師が深く関与しているらしい。原告席で弁護士とならんですわっている母親は、髪を淡いラベンダーにそめた美しく品のよい女性である。被告席には当の息子の姿はなく、弁護士のみである。

開廷。

まず、証人・町沢医師が「嘘をつかない」旨の宣誓。次に被告（息子）側の弁護士による質疑応答がはじまった。

弁護士の質問をうけて、「臨床経験二十五年。現在、毎週二百人の患者を診察している」と彼は豪語した。以下は、この公判からひと月ほどのちの、翌四月時点のものだが、公表されている彼のスケジュールである。

| 曜日 | 大学の講義 | 臨床している病院と診察時間 |
| --- | --- | --- |
| 月曜 | 14：50〜16：20・16：30〜18：00（二コマ） | S場病院（外来はない）。診察時間は不明。 |
| 火曜 | 9：00〜10：30・14：50〜16：20（二コマ） | |
| 水曜 | | H病院。10：00〜12：00・14：00〜16：00 |
| 木曜 | | K病院。診察時間は不明。 |
| 金曜 | 18：10〜19：40（一コマ） | S場病院。9：00〜終了時刻は随時。 |
| 土曜 | | K病院。 |

K病院は、患者ひとりにつき一時間の完全予約制である（ちなみに初診料は三万千五百円、二回目からは半額）。したがってK病院では一日じゅう診療しても八人が限度と推察される。なお、講義と臨床のほかには、司法研究所での講習を受けもっていると、発言し

ていた。

この過密スケジュールで、一週間に二百人もの患者を診察すると、彼は法廷で証言した。宣誓をしているのだから、まさかいつもの大風呂敷《おおぶろしき》をひろげたわけではなかろう。百歩ゆずって推測すると、この日、公判日時点では、もっと多くの臨床場所と診察時間があった？

**（1）自己の重要性に関する誇大な感覚（例：業績や才能を誇張する、十分な業績がないにもかかわらず優れていると認められることを期待する）。**筆者註・ここから文意不明の太字がでてくるが、そのタネあかしは百九十六ページで。

次の尋問で論文について問われると、「論文の数は他の医師より多いんじゃないかな」と発言した。

**（4）過剰な称賛を求める。**

この事件の幕開けは、被告人である息子の妻（以下、便宜的に嫁）が「姑《しゅうとめ》から『ものを盗む』といいがかりをつけられ、胃が痛くなった」と町沢医師の診察（当時、心療内科）をうけたことからはじまった。

彼は嫁を診察しながら、同時に嫁の一方的な話のみを情報源として、自分の判断に一点の誤りも疑いも感じずに、さながら名医のごとく堂々と「姑は老人性妄想障害」と診断を下している。しかもそのうえ、無謀にも、九十をすぎた高齢者に「セレネース（ハロペリドールの商品名）を処方」した。

嫁のカルテに、ふたり分の診察内容とふたり分の処方が記されていることになる。これは医療法違反の疑いがある。また、嫁が姑に向精神薬を譲渡したことは、完全に薬事法違反である。なお、嫁の主張する「姑のいいがかりの真偽」は、町沢氏はまったく確認していない。いわれるままに、嫁の言い分を一方的に信じている。

**(2) 限りない成功、権力、才気、美しさ、あるいは理想的な愛の空想にとらわれている。**

**(7) 共感の欠如：他人の気持ちおよび欲求を認識しようとしない、またはそれに気づこうとしない。**

この薬剤は「医師の厳重な管理下において慎重に投薬すべきもの」であり、町沢氏は自分がすべき「厳重な管理」を、素人の嫁に代行させて、姑に服用させている。

**(5) 特権意識、つまり、特別有利な取り計らい、または自分の期待に自動的にしたがうことを理由なく期待する。**

なおセレネースは、七十九ページに述べた、船瀬俊介氏の令嬢が投与されて副作用死した劇薬である。また、この薬については、副作用での死亡例がすでに何例も報告されている。これは多くの精神科医の周知の事実である。嫁の一方的な発言そのままに、顔も見ずに、診察もせずに、九十代の高齢者に致死率のたかい向精神薬を処方するとは、医師法違反の疑いはないのだろうか。

卓越した診療技術で評判のたかいG精神科医は、このような場合「あなたの一方的な話では診断はできない。当人をつれていらっしゃい」とかならずいさめるという。「人間というのは複雑怪奇であり、当人と一回会っただけでもわからないことがあるんですよ。当人に無断で処方して服用させるなんて、そんな危険なことは私はしません」

被告側弁護士との質疑応答がつづく。

「悪性症候群とは」と問われた町沢氏は、「向精神薬がひきおこす予測できない副作用」とすぱっと回答し、傍聴席にいたわたしは思わず噴きだしそうになった。

**(9) 尊大で傲慢《ごうまん》な行動、または態度。**

予測できないとは、臨床二十五年間のキャリアを誇る医師の発言とは思えない。薬学にここまで無知だとは、怖ろしい医師もいたものである。薬剤に添付されている効能書も読まないのだろうか。悪性症候群は、薬剤のもっとも重篤な副作用であり、フランス語圏では一九六〇年にすでに報告されており、日本でも七四年に報告されている。氏みずからの口で、自分の無知ぶりを堂々と公開の場で露呈したのである。

「これまでの医者人生で、ふたりしかみたことがない」とのたまう破廉恥ぶりも、ここまでくると、もう、天を仰ぎたくなってくる。

悪性症候群にされた患者は、もう二度とその主治医にはかからないのだよ。そんな危険な医師は、患者としては見限るにきまっているではありませんか。町沢氏から悪性症候群にされた元患者四名を知っているが、全員、他の精神科にかけこみ、正しい治療をうけて危機を脱している。患者に逃げられている事実を、町沢氏本人は知らないのね。

つぎに、原告側の弁護士と町沢医師の質疑応答である。

嫁の診療時間は姑の分もいれて、二十五分だったことを確認する。この二十五分間だけで、「嫁の診断と処方」と「姑は老人性妄想障害と即断して処方した」と、ふたり分の診療をしたことも確認する。見も診もしない他人にたいし、胸をはって「即断した」と語ることによって、氏の異様な自信家ぶりが浮きぼりにされた。医師法、医療法、薬事法違反の疑い濃厚な行為をしたという証言を、裁判官のまえで恥じらいもためらいもなく堂々とするなんて、自分が咎《とが》められる可能性を、想像だにしない強靱《きょうじん》な神経の持ち主である。

**（3）自分が〝特別〟であり、独特であり、他の特別なまたは地位の高い人達に（または施設で）しか理解されない、または関係があるべきだ、と信じている。**

なお、セレネースを投薬する際は、脳の疾患の有無を確認するものなのだが、原告側弁護士に問われた町沢医師は「ふつうはそこまでしない」と回答。つぎに、セレネース一錠から四錠まで増量されていく過程の確認中、「妄想は治っていないと判断した」と回答するが、肝心の被告の嫁のほうが前回の法廷で「治っていた」と証言、本来は味方同士である嫁と町沢氏の発言のくいちがいが鋭く指摘された。

**（7）共感の欠如：他人の気持ちおよび欲求を認識しようとしない、またはそれに気づこうとしない。**

このあと「一般に、四十度までいかなくても三十八度くらいの熱で悪性症候群と疑ってもよいか」という質問に、町沢医師は「いい」と回答。つづいて「意識障害」「腎《じん》不全」

「横紋筋」などの専門的な用語の確認と、初診以降、嫁からの電話だけで姑に薬をだしたことも「まちがいない」と確認され、法廷はおわった。

全体的に原告側は、被告と町沢医師の癒着ぶりを証明することに力点をおいたようだった。

原告は現在は健康をとりもどして、お元気な様子だった。なによりである。この、九十代の母親と五十代の息子が争った事件は、結審した。悪性症候群にまでされた母親、原告側の敗訴であった。

現在、母親は自分の家をでて、息子夫婦とは別居している。ながい歴史を共有した親子関係はこわれ、家庭は崩壊した。精神科医の正当でない介入がなかったら、この家庭はこわれずにすんだと思われてならないでいる。

太宰は、じつは、「DSM—Ⅳ—TR（『精神疾患の分類と診断の手引き』）」の、『自己愛性人格障害』のページから抜粋したものである。九点の項目のうちの五点以上が該当すればこの病気です。

彼のマスコミにたいする態度は、（6）**対人関係で相手を不当に利用する、つまり、自分自身の目的を達成するために他人を利用する、**にも該当します。良い医療記事がほしくて接触してくる記者を、自分の目的（有名になりたい）を実現させる目的のために利用する。かくて利用された記者のほうは、よい記事ではなく、知りもしないことを知ったかぶりして語られた、他の精神科医の顰蹙《ひんしゅく》を買う記事しか書けないはめになる。

なんと九点の項目のうち八点が町沢氏に該当しましたね、『自己愛性人格障害』。彼は『自己愛性人格障害』にかかっているんです。精神病者を死ねよとばかりに差別したり、なんでも「母親がわるい」とする無知蒙昧《もうまい》ぶりも、「病気がしていること」だったんですね。

わははははは。医者でもないのに、つい、診断しちゃったよ。はははは。ちょっとヤンチャしただけよォ。だって九項目のうち八つも該当するんだもんな。ごめんよっ。

法廷模様をみて、わたしはすばらしい発見をした。

遺産相続問題で、血で血をあらう抗争をしている肉親たちが世間にはゴマンとあるが、分配を自分に有利にはこびたいなら、町沢氏をつかえばいいという発見である。なにしろ天下の裁判所が、見も診もしない人間に劇薬をのませることを是としたのだから。

「相手が勝手に被害妄想におちいっているから胃がいたくなった」とでも訴えれば、彼はいとも安易に、その邪魔者にのませる向精神薬を処方してくれるだろう。とにかく、嫁・姑という、どこか生ぐさい関係にあるひとの話でも信じてくれる輩《やから》だから。そうして、相手が薬の副作用で苦しんでくれればしめたもの、うまくいけば亡き者になってくれよう。こんなありがたい話は、またとない。

また、こんな方法もある。町沢氏は患者移送会社を利用して強制入院させる腕をもっているから、邪魔者を精神病患者に仕立てあげることが可能だ。そうして患者を、禁治産者にしてしまう。そうなったらこっちのものである。依頼者は禁治産者の後見人(なにしろ肉親ですからね)になり、財産の分配は意のままになろう。このような精神科医を、かしこくつかえば万々歳である。なかなかのアイディアでしょう?

# 精神科医にプロはいない？

①分裂型
②循環型
③てんかん型

人類はだれでもかならず、この気質のどれかを類型的な傾向としてもっている（一九二一年、ドイツの精神医学者クレッチマー）。これは、精神病は、どんなひとでも、性別や年齢を問わず発病しうる、ちっとも特殊な病気ではないことを意味する。わたしたちはこれを共通認識としたい。したがって、白人の一部にみられる優生思想は、じつは科学的裏付けのない伝説の類《たぐ》いにちがいない。

一般の病気の事情をみてみると、花粉症は百人のうち十人、高血圧は百人のうち三十人（国の新基準では）、過敏性腸症候群は百人のうち二十人、ＥＤ（勃起《ぼっき》障害）は百人のうち七人、糖尿病は百人のうち五人と、わたしたちはじつに多くの病気にかかることがわかる。

精神科の領域だけに限定しても、（すべて百人につき）分裂病はひとり、躁鬱《そううつ》病もひとり、ウツ病は五人、強迫性障害は五〜十人、摂食障害は九人、最近ようやく研究がすすみはじめたADHD（多動性注意欠陥障害）は五人、LD（学習障害）も五人、ナルコレプシーはひとりなど、さまざまな疾患がある。

また、これ以外にも最大の人数をしめすであろう「神経症」がある。なお神経症という名称は、アメリカの診断基準DSM－Ⅲ－TRからは削除され、「気分障害」として分類されているが、現代は、「成人の三人にひとりは、精神が広範な意味で失調状態にある時代」――神経症症状――ともいわれている。

「家庭にも職場にも自分の居場所がない」「家からでたくない」「だれとも会いたくない」「なにもしたくない」「死にたい」「もうどうなってもいい」「なにもする気がおきない」「ひたすらベッドのなかにもぐりこんでいたい」……。

不本意、不条理などつよいストレスに見舞われると、心を閉ざし、あるいは思い詰め、無気力になり、ただぼんやりと心身ともに疲れ果てた状態を、だれでもが経験しているだろう。人間ならば、だれでもがもっている不安感が過度につよくなる状態……生まれてから死ぬまで、ほんの一瞬さえも、心が病んだことがない人間などは想像だにできない。日本人一億二千万人が、ひとりも欠けることなく、生涯に一度は経験しているはずなのである。

「神経症は病気ではない。ひとつの状態にすぎない」という考えかたをする医師は、もはや多数派である。

「神経症症状のあること自体がふつうのひと。健常者のあかし」と断言する医師もいる。「コレステロールが」とか、「血糖値が」「血圧が」など、わたしたちがふつうにかわしている会話のなかに、「精神状態の失調」まで話題がかるくでる世のなかであってほしい。

「きょうはなんだか、ウツっぽいの」

「おれ、パニック発作おきそう」

コレステロールとおなじ調子で語り合えたらどんなに精神疾患のあるひとが生きやすいことになるだろう。まだまだ、精神疾患だけは、声をひそめてしか話題にできないのが現状である。世間の目をおそれて、病者もその家族も病気を隠しぬいて生きている。

分裂病や躁鬱病にかからなくても、人々にとって神経症症状は日常的、普遍的になっている事実を、あらためて直視する必要があろう。

「わたし、最近やる気がおきないの、神経症かなあ」

「俺、もうだめ。ぜんぶ投げだしたくなった。きっと神経症なんだろうね」

本音をだせばこれが現実の人々の姿である。ならばどうして、精神疾患を差別できようか。偏見の目でみることができようか。

こんな光景に読者諸賢は遭遇したことはないだろうか。

電車が駅に着き、ホームに降りようとしたとき、乗りこんできた女性（三十歳くらい）と偶然に目があった。彼女は突如くってかかってきた。

「あんたのおかげで、わたしの人生めちゃめちゃだよっ」

鬼のような形相だった。わたしは一瞬ぎょっとしたものの、（ああ、わたしの年代の女性からひどく抑圧された過去がよみがえったのかな）とすぐに想像できた。このあたりは、障害者も健常者もおなじである。凶悪な人相の健常者が、そちこちで、肩に触れたの触れないのと怒鳴り声をあげて喧嘩《けんか》している光景はめずらしいものではないだろう。

また、電車のなかで、ひとりでおかしそうにくすくす笑っている娘さんもいる。わたしもつられて笑いながら、よい思い出にひたっているのだなと合点できる。こちらも健常者とおなじである。思いだし笑いがとまらなくて困ったことは、ありませんか。

ホームで電車をまっている人々に、「酒とタバコはやめなさいよ、からだにわるいから」と、静かな口調でひとりずつ説いてまわる六十代とおぼしき男性もいた。わたしは「はい」と返答した。この男性は高校生くらいの男の子には「ぼくはコレまでやめたんですよ」と小指までたてて笑いをさそっていた。本人はあくまでも生真面目な表情のままである。これも健常者とおなじ。親切で世話好きな健常者は、はいてすてるほどいますよね。

彼らが社会のなかに自由にでていてくれてよかったと思う。排除・隔離されないでよかったと思う。この三人は、まごうかたなき、社会の成員なのである。たかだか六、七十年の人生だ、神経症症状をもっているのが健常者といわれているこんにち、彼らと共生できぬ理由などあるはずもない。

〔精神科には、なぜ無能な医師がはびこるのか〕

ずいぶん長いあいだ、わたしはこの疑問をいだいていた。

なぜ、治せる腕前もない精神科医が、患者を長期にわたって手元に囲いこんでいるのか。一般の病気では、「自分の手にあまる」と判断したら、担当医はしかるべく他の医師を紹介するものだ。それが患者と担当医双方にとって、適切な処置にちがいない。

ところが、精神科医のなかにはこの方法をとらない医師がいっぱいいる。いっぱいいるとしか形容できないほど、いっぱいいる。

ウツ病も神経症も、治せもしないくせに患者を手放さないのは、いったいどういうわけなのか。

患者もその家族も不平を鳴らさぬのをさいわい、患者を自分に依存させて、その全人生の上に平然と君臨しているダニのような医者が、なぜその存在を許されるのか。ダニ医者こそ王様なのだ、精神神経科というところは。囲いこみは、数年単位はあたりまえ、二ケタの年数にわたるケースもあるのである。

治せない医師のいいわけは、ただひとつ、

「現代医学では治らないのです」

冗談ではない。こんな、嘘にすぎないいいわけをされた患者が、ドクターショッピングに走りゆくのは当然の帰着であろう。現代医学のせいにして逃げる問題ではない。現代医学では、きわめて重篤な分裂病でも、「相当レベルの改善」が可能である。分裂病は治る、と公言する有能な医師が、一方に多数存在する事実もあります。

ドクターショッピングをした末、とうとう能力のたかい医師にめぐりあえた患者がいる。そうして、八年も苦しみぬいたウツ病がたった六ヵ月ほどで治癒し、現在は会社勤めに復帰している。ダニ医者は、患者の人生を八年間もくいつぶしたのである。

こんな医者にかぎって、ことあるごとに「患者の人権」をお題目のようにとなえるんだねえ。もう、いいかげんにしてほしいよ。治してもらうことが最高の人権擁護だと、患者の側は熱望しているのだ。

他の科の医師のように「自分には治せない。治せる医師を紹介する」と正しい対応をせず、知ったかぶり治療を継続し、患者という他人の人生を蹂躙《じゅうりん》する、まったくもって許しがたい行為は、りっぱな医療過誤である。しかし今後もおそらく、精神神経科だけは医療過誤問題としては表面化しないだろう。

前述の疑問にたいして、素人ながら、わたしはひとつの解釈をえた。

ダニ医師が野放しにされている原因は、精神科医の臨床能力には採点がないからではあるまいか。

他の科は、たとえば外科にせよ、産婦人科にせよ、「治ったか」「治らなかったか」「現状維持、これ以上の悪化をくいとめる」などの、目にみえる結果が、患者側からの医師にたいする採点を意味しよう。ところが精神科医については、これがない。なぜそれですむのか検証してみよう。

まず、患者当人が担当医の治療について異議を申したてる能力をうしなっている状態であることが考えられる。冒頭の由布さんの例のように、だれもが批判能力を有しているとはかぎらないのだ。そうして、患者の家族のほうは、「先生にまかせておけば安心」と、まるで神にヒレ伏すがごとくの心境になりがちである。しかも「精神病患者の存在は、わが家の恥、ないし汚点」とひた隠す心情もあろう。

つまり、患者側からはクレームのつけようがないのが実態なのである。かくて無能医師は、平然と患者を虐待しつづけるのだ、延々と。無意味な治療は、虐待というんです。「治療には意味がある」ことは鉄則です。

病院側の都合が患者より優先されて、勝手に担当医の交替がおこなわれている面も日常的にある。病院全体の治療成績がよいのか、わるいのかは、医療消費者にはまったくわからないようになっている。

こんな前時代的な科は、精神科以外には見当たらない。医者は、治してナンボの職業である。しかし、日本じゅうそここに無能医師の高笑いだけが響きわたっているのが現実だ。

彼らの高給は、治るはずの患者を、治らない固定客として病院にしばりつけることによって保障されているのである。なお、精神神経科には、ふしぎなことに、他の科のような学会認定の『専門医制度』がない。無能医師にとっては、さぞかし居心地のよい科であろう。

臨床経験を三十数年間もつんだ、ヴェテランとよばれる医師（有名都立精神病院の院長）ですら、「臨床の基本思想はフロイトです。そのほうが（患者のことが）わかりやすい」などと、なんのはばかりもなくその不勉強ぶりを露呈するありさまである。フロイトにいきづまった日米の精神医療が、現在はヨーロッパで主流だったクレペリンの思想を取りいれはじめている実情を知らないとは！

わたしたちは、精神・神経科においては、まことに喜劇的な医師をおしいただいているのである。なお、アメリカにおいては、保険会社（医師個人が医療ミスにそなえて加入する）が保険金を支払った（つまり医療ミスをし、被害者に賠償した）医師名を公表する。これもひとつの採点法である。

読者諸賢《みなさま》、いかがでしょう。治せる医師の個人名を公表する運動を、おこしませんか？ついでに、治せる腕がないのに患者離れのわるい虐待医師名の公表もしちゃいませんか？

さてここで、最近のわたしのウツ事情についてご報告を。

はじめて発症したときみごとに完治させてくれた名医を、彼の転勤によって失ってしまったのちはじめての再発をみることになった。そのときは、ほかの医師に診てもらうしかなかったのだが、この医師が治せない医師だったのだ。当然のことながら、ウツ発症時は仕事がまったくできない。なのに、三カ月、半年、一年と、長期にわたって無意味な治療を漫然とつづけたのである。

「ウツ病を治せない医師がいる！」

驚愕《きょうがく》とともに悟ったとき、すでに一年という歳月が流れていた。この歳月は、仕事もできず、有効な治療にも恵まれず、無為にすごす日々だったのだ。働かなければ生活できない独り身なのに、無能な医師によって、一年間という歳月が浪費された。

はじめての医師は一ヵ月で治してくれた。一方、この医師は一年たっても治せない。

この事実は骨身にしみた。患者にとっては死活問題にまで発展してしまうのだ、医師の腕の優劣は。

この経験から、わたしはドクターショッピングに走ることを覚えたのである。

わたしのケースは、投薬で治る性質のものだという自信はあったから、精神病の薬についても勉強をはじめた。また、再発をくりかえすごとに、わたしのウツ状態はさらに、より深くなっていくことに気づく幸運も得た。これは、前回効いた薬が今回も効くとはかぎらないという知識を得たことに通じるから。治療期間を医師の腕に左右されるのは、わたしは、もうごめんなのである。

現在すでに、十回以上は再発しているが、最近のわたしは、医師のいいなりにはならない患者になった。自分の身体が訴えてくるささやきをよくききとり、その末に自分で考えだした、ちょっと荒っぽい処方をお願いする生意気な患者に変身した。したがって現在のわたしの主治医は、わたしの破天荒な発想を理解してくれる医師である。これでだいたい治療を開始して約二ヵ月後には治癒をみるようになった。

――あ、ウツになってる……。

この自覚があった時点で、仕事のできない状態が二、三カ月くらいつづいているのである。しかもわたしには、仕事ができないことに、すぐエクスキューズしてしまうわるい癖がある。

「仕事ができないのは、こんなに雑用がつぎからつぎへとでてくるので、気が散っているから」

「書けないのは、才能の問題だからしかたないのよ……」

ほんとうは、一週間も仕事ができなかったらすぐにウツを疑うべきなのに、正気とウツの境界線はとってもあいまいでキャッチしにくい。それでしょっちゅう治療開始がおくれてしまうのである。だから事実上の発症から治癒まで、六カ月くらいはすぐに過ぎてしまう。

現在は、わたしは自分があみだした治療法で、なんとかウツ病と共生できるようになった。一年の半分くらいは、おかげさまで、仕事をしています。

ここで、「日本の精神科医にプロはひとりもいない」と公言する医師を紹介しよう。

S井医師（五十歳）。彼は医療先進国であるアメリカ・イギリス・ドイツ・フランスなどの医療事情を、とくに薬剤については、戦闘的ともいえる態度で学んでいる。しかも個人輸入した薬をみずから試し、自分の身体で人体実験して副作用などを確めてのちに、患者に投与するという慎重さもあわせもっている。このような良心的で誠実な医師が少数しかいないところに、日本の患者の悲劇があるといえるのだが。

まず、日本の精神医療の診療における、多くの医師の致命的欠陥を話しましょうか。治療アルゴリズム（問題を解決する典型的な手法・技法）から、スタンダード（標準・基準・規範・水準）が、すっぽり抜けているんですよ。致命的な欠陥です。

彼らは「経験治療」と「私の処方」しか知らないから、治ってしかるべき患者さんが治らないのです。効きもしない薬を漫然と延々とのませていますね。

治すのは、あきらかに医師の腕によります。ウツ病患者が、たとえば半年以内に治癒をみるならば、その医師の腕はそうとう立つと考えていいです。

投与する薬剤の選択だけでなく、投薬である程度よくなったら、次にはウツの根本原因を見いだす努力をするのが医者です。その原因の除去（解決）まで考えるのは、医者の当然の義務です。日本の医師は、患者の全体（全生活）を診る訓練や教育が、まったくされていない。患者の課題をのこしっ放しにしないで、解決をめざさなければ真の治療にはならないんです。これをしないから、患者は再発をくりかえす。かわいそうですよ。

患者さんが求めているのは、医師個人の経験論でなく「自分の状態に正確に対応した、よい方法・よい治療」にちがいないのです。「経験治療」も「私の処方」も、実証性も普遍性もない「ばかげたもの」としかいえません。ＥＢＭ（エビデンス・ベイスド・メディスン＝医学的根拠のある治療）を要請されたら、どうするのでしょうか。

ところで、一九八〇年代は、現在よりはずっと健全な治療がおこなわれていたんですよ。この十五年間ほどのあいだに、世界の医療がおおきく変化しました。とくに薬剤については、めざましい進歩をとげているのです。それに追いついていけないのですね、勉強しない医師は。

これは医師の資質の問題ですが、背景には日本の保険制度があります。薬剤の種類と量に制約があり、この範囲内ではまともな治療ができるはずがないのです。

摂食障害を例にとると、過食に効く薬剤が欧米ではつかわれているのに日本には一剤もありません。だから医師たちは、効くか効かないか不明な薬をいくつか組み合わせる治療しかできない。そりゃあ、種類も量もめちゃくちゃですよ、かず撃ちゃ当たるとばかりに闇雲にやるんです。「経験治療」と「私の処方」に走るしかないんです、現実には。真正の『プロの仕事』が遂行しにくいんです、保険適用範囲では。

しかも薬学について無知な医師が多いですね。わたしのところに転院してきた患者さんが持参した薬袋をひとめ見るだけでわかるんですよ、以前の担当医の知識レベルが。薬袋たったひとつだけで、担当医のスタンスや能力など、すべてを語ってくれますね。

たとえば、摂食障害をおこすひとの背景には、気分の失調もあるんです。これを見抜いて、たとえばウツがあったとします。そうすると摂食障害にむいている抗ウツ剤があるから、たくさんの抗ウツ剤のなかから正確にさがしあてるのが医師の腕というものでしょう。

その水準に達していない医師がたしかにいますね。もともと治療計画を正確にたてる能力がないので、「薬価が安いから」といういいわけのもとに、危険な薬を安易に処方してしまう。見ていてこわくなってくることがあります。これが、『プロ』としての仕事ですか？

医師とは、「『患者の権利』を実現させる義務がある」職業だと考えています。

患者の権利とは、まず第一に、「自分のいまの状態を医師がどう評価しているかを知る権利」でしょう。症状はいつも同一でなく変化するものなので、それを逐一、知る権利です。その権利が実現すれば、よい治療がなりたつわけですから。そうですね、端的にいえば、一日もはやく治癒して幸せになる権利ともいえますね。

「幸福の追求権」というのは、人間のなかのおおきな部分です。幸福というのは、不幸を避けることです。これを避けることに、医師が最大限の配慮をはらうのは当然の義務なんです。最大限の配慮とは、各種治療法の組み合わせをすることや、それに要する期間や、あるいは組み合わせの変更などです。

患者さんには、医師に要求する権利があるのです。「A剤とB剤をのんでみて、結果はだめだったのだから、べつの方法で治療して」と。

だから、こちら側としては、薬剤のさまざまなつかいかたについての知識が必要なんです。勉強しなければ追いつきません、世界的に変化がおおきすぎて。

たとえば、ウツ病につかうのは抗ウツ剤だけとはかぎりません。あるいは『不安』につかうのは、抗不安薬とはかぎらない。病状によって、てんかんの薬を処方することもあります。そのほうが、効きめがあり、なおかつ安全性がたかかったりするんです。こんなことを、医師がよく勉強していないんですね。

余談ですが、いまいったような意味で、一般のひとが読む「薬の本」的なものはあまり正確ではないんですよ。あのような本は、厚生労働省がさだめた適用、保険の適用に該当するものしか書かれていない傾向がある、私が知っているかぎりでは。

日本は全体的に精神・神経科の医師の水準が先進国とはいえず、知識・技術ともにひくいです。その水準の医師が「患者の権利」をいいたてて「人権派」をきどっている。きわめて悪質ですね。人権派医師に腕のわるいのが多いのは、なんででしょうかねえ。

でも、じつは、彼らは患者さんの幸福の追求権を侵害しているのです。治るものを治せないなんて、人権侵害の極致でしょう。人権派医師には注意してください。患者さんの人生をまるごと見ないで、病気という部分のみ診る日本の医学教育しかうけていないのに、それに気づかない彼らの実情を知っておいてください。

患者さんももちろんですが、「人間というものは成育歴や職場なり家庭なり、環境のなかに在る立体的なもの」なのです。さまざまな要素をあわせもつ立体的な存在なんです。

病気だけを診ているのでは、患者さんの背後にある要因に目がとどかない。そんな医師の精神療法などは、うけても意味がありません。

医療消費者にひとつ提言があります。

正確な診断があり、治療計画があり、それにもとづいた的確な治療をうけても、完治できぬ客観的要因は依然のこるのです。それは医師には排除できません。完治を「あきらめる」ことも必要なのだと、知っておいていただきたいのです。相当レベルまでは改善します。しかしなんとか社会復帰できるレベルにいたった時点では、『諦観《ていかん》』を……残念ですが。

最後に、先進国アメリカの診療の実態を話しましょう。

日本は、入院病棟の総ベッド数の二十五％を精神病棟が占めています。ひるがえって、医師の総数は二十五万人弱なのに、精神科医は一万人しかいないのです。単純計算でも精神科医は六万人いてもいいですね。これでは、日本の精神科の診療の質は、絶望的にあがりません。

アメリカの診療は、まず治療計画が上質です、日本よりずっと。日本のように主治医個人の経験治療などは絶対にやりませんよ、人権侵害になりますからね。

日本でいう主治医、つまりアメリカの治療医は、アドミニストレーター（管理医）の役割です。治療医を、管理医と精神療法医のふたつにわける場合もあります。

そして、チーム医療がおこなわれるのです。

ひとりの患者の改善のために、それぞれ細分化された役割をもつ人員で取り組みます。チーム内の臨床心理士の発言力がとてもつよいうえ、ケースワーカーの協力もある。それから心理テストの専門家も必要です。ペーパーの心理テスト以外の、絵画療法や箱庭療法は何ヵ月もかかる療法ですから、その専門家が必要なんですね。そのような療法の結果、判明することがたくさんあるのです。それに正確に対応することも治療のうちなんです、もちろん。

日本の医師は、箱庭療法などで患者のいろいろなことが判明するのに、じつに、うれしくなるほど患者の心理状態がわかるのに、手のうちかたがわからないんですね。で、結局、なにもしない。無念の一語につきます。

アメリカでは、管理医ひとりだけの治療など考えられないわけです。治療計画とは、きわめて多面的なもので、かつ、複数人員を要するものなのです。おおざっぱに説明すると、

①人間は生物なのだから、この方面からは薬物療法→治療医の処方

②人間の心理をあつかうサイコロジカル→臨床心理士

③社会的動物として、家庭や職場でどのように参加できるか、あるいは機能できるか→ケースワーカーなど

生物・心理・社会モデルと、この三点を根本において計画がたてられます。ただし、②と③は、薬物療法の裏付けがないとくずれてしまいます。だから治療医は、薬物についてくわしく知っていなければなりません。

この多面的な治療を、わが国では医師ひとりがやらねばならないのです。

精神療法にしても、患者さんの話を長時間きかねばならない。

絵画・箱庭療法などでは、医師として長期間の忍耐も必要とされます。

で、事実上はできないんです、不可能なんです。これについて「精神科医にプロはひとりもいない」と私はいわざるをえないんです。これを自覚している医師は、「自分はプロとしての仕事をしていない」と認識しているはずです。

正確な診断をくだすためには、最低でも四回ないし五回の面接が必要です。六回目の面接時には、おそらく誤りのない極めて正確な診断名を告げられます。それから本格的な治療に入ります、私の治療法は。どんな薬剤をチョイスするかは、医者の腕のみせどころです。ここまでやらない医師は、どうか避けてください。

わたしは注意深く、S井医師の談話を拝聴した。そうして思い知った。患者《わたし》たちは、疾患を得ても安易に精神科医に頼ってはいけないのだと。では、どうしたらいいのだろう。わたしたちは、自分の病状と薬剤について、医者より勉強しなければならぬのだ。治せない医者に頼ることは無意味なのだ。家族や友人たちと力をあわせて学ぶしかないのである、むずかしくて遠い道のりを。

## ひきこもりは病気か

「日本を滅ぼすひきこもり問題」という衝撃的なタイトルの記事が、「週刊文春」(二〇〇一年三月二十九日号)に掲載された。論者は、四十歳(一九六一年生まれ)という若さの斎藤環《たまき》・精神科医。以下は抜粋である。(①②③と傍線は、問題点として筆者註)

――ひきこもりの最もやっかいなところは①自然治癒がありえないことで、ひたすら蓄積し、増加の一途をたどるわけです。となると、決して冗談ではなく、ひきこもりの高齢化対策が焦眉《しょうび》の問題となってきます。彼ら自身は②年金の保険料を払っていないのですから、親の収入に依存できなくなったときどうするのか。(中略)③特に母親には、子供が大人になることを望まない傾向があります。(中略)高齢化社会と並行してひきこもり社会がやってきます。それはつまり、社会が養わなくてはならない人口が、予測を超えた数に膨れあがるということなのです――

①②③を語りながら、ひきこもりと儒教の関係について、医学的あるいは学問的でない独善的考察が延々とつづく。そのあと、ひきこもっているひとに労働の機会を与えるためにSOHOのような在宅勤務の雇用と、給与は若干やすめでも多少の遅刻・欠勤を大目に

みるゆるやかな形態の雇用などの提案があり、最後は、社会が養わなくてはならない人口が膨らんでしまうと警鐘を鳴らして結ばれている。

わたしはこの記事を読むなり、「とうとうでてきたか、この手合いが」と即座に思ったものだ。

ひきこもりとは、端的にいえば、対人関係をふくめ社会のシステム（体制）に適応しない、あるいはできない状態である。

斎藤氏の論が、（社会のシステムという名の）体制側には理不尽や矛盾などの問題点はなく、体制は善であると前提して展開されている点に注目されたい。善であるから、「体制に適応しない、できない、ひきこもりは精神病である」と断定できるのである。体制に疑問を感じたり、批判的であったり、体制に適応しない人間が、ひょっとしたら、いちばん健全な人間である可能性もあるのに、そのあたりの想像力はみうけられない。臨床的眼識が欠落しているのではないだろうか。

折りも折り、日本じゅうが熱狂的に小泉首相を支持しているなか、なんと、わたしたちの国は、『戦争放棄という崇高な理念をもった国』から『戦争のできるふつうの国』になり下がろうとしている。二〇〇一年十一月現在、毎日毎日が日本の近代史百年間の再現ドラマをみているようである。「盗聴法」「個人情報保護法」「テロ対策特別措置法」も成立した。すでにわが国の自衛隊は外国に派遣されている。世間には武力行使を正当化する気運がたかまっている。

こんな時代に「ひきこもり」の専門家として華々しくマスコミに登場してきた斎藤氏と、小泉首相との（偶然ではあろうが）熱き符合を思う。

すでに日本は、なしくずしに「毎日が戦時中」という未曾有《みぞう》の事態になっている。現在五十六歳以下の国民は戦争を知らない世代である。この世代が、今後は「いつも戦時中」である国のなかで、「適応することをめざして」生きていかねばならなくなる。

そうなったとき、斎藤氏は、精神科医としてトップスターになることうけあいである。

戦争反対者は体制に適応しないわけだから、氏が率先して精神病のレッテルを貼り、精神病院という名の収容所にぶちこむことができる。それは、国家にとって望むところであろう。国家にとって、国家に背をむける人間は社会から隔離して、存在しないもの、としたいものだ。精神科医という専門職は、どんなに役にたつことだろう。小泉首相は戦争のできる国をつくるにあたって、よき協力者を得たことになる。斎藤氏の未来は、国家の御用医師として重用され、バラ色に輝くにちがいない。それが目にみえるようだ。時代は氏の味方である。


この記事は、現在ひきこもっているひと（百万人と推定されている）やその家族、および関係者たちまでかぞえれば数百万の人々に、底知れぬ打撃を与えた。

「ひきこもりが自然治癒しない」とは、精神科の治療対象であるという意味であろう。

ひきこもっているひとの心象風景は、それぞれきわめて個別的で個性的なものにちがいない。ひきこもっているひとが百万人いれば、その理由も百万種あると考えるのが、ふつうの想像力ではないだろうか。

ひきこもっているひとたちの、個々の心の内部を洞察しようとする意欲すらみあたらない記事であった。たとえていうと、学校でイジメにあって家にひきこもっているひとを治療対象といっているのだ、氏は。加害者にイジメをやめさせるのでなく、被害者のほうを治療することが解決であるという論なのだ。学校不信におちいってひきこもっているひとを（学校のもつ矛盾には目をむけようともせず）、矛盾に適応できるように治療するという論法。

百万人もの人間を十把ひとからげに精神病だと断定しているが、こういうのを、作り話というのではないかな。こんな作り話を堂々と公の場でいいきる人物の精神性こそ、治療対象にみえるのだが。

なるほど、ひきこもりのひとの一部には、精神病発症の初期の段階や抑ウツ状態やウツ病、神経症などがあると疑ってみることは、医師として適切な判断ではあろう。

ひきこもりとは、自分の生きかたを深く思い悩み、一歩も足を踏みだせないほど、懊悩《おうのう》の迷路のなかで立ち往生している状態をさす、とわたしは考えている。ことなかれ主義や、世のなかがきめた「幸せな生きかた」に懐疑的な、いわば、「自己に誠実に生きようとする人間にとって、おおいに悩み考えるために絶対に必要な歳月と状態である」と理解できない、ああ、精神科医よ。ひきこもっているひとのなかに、苦悩していないひとはひとりもいない。十代、二十代という若さで、ひきこもってしまうほど自己と格闘している人々に、わたしはありったけの敬意をささげます。

ところが氏は、ひきこもり自体を百％治療対象と高飛車に決めつけているものの、その医学的証拠（エビデンス）はいっさい示していない。示せないんだね。

ほんとうは、エビデンスなどないことを、氏自身がいちばん知っているんじゃない？医師を名乗るなら、科学者らしい発言をしなきゃだめですよ。エビデンスなきまま、「治療対象」といいきるとは、「自分には治せる」という宣言だと理解してよろしい？

なんでまた、こんな幼稚な万能感をもてるのだろうか。人間洞察能力に長《た》けている科学者の思考でなく、いわば、この御仁も、ヒョーロン家かブンガク者の類《たぐ》いなのかねえ。天下国家を憂うまえに、本業（高度な知識と技術力）を研鑽《けんさん》するほうが先じゃないかしらね。

「自然治癒はありえない」とあるが、それならナニか、自分（精神科医）なら、ひきこもりを治癒させられるといいたいのかね。そうかい。じゃあ治してもらおうか、百万人。

あら、治すって、ひょっとしたら、むりやり外に引きずりだして学校にいかせること？それが治癒？　社会のシステムに疑問をはさまず、小羊のようにおとなしく順応させることが治癒なの？

しかししかし、まあまあ、よくもよくも、いいもいったり。深く思い悩むことイコール精神病とは！

氏は生まれてから四十年のあいだ、ただの一度も悩んだことがないのだろう。なにしろ、悩むことは病気だと公言しているのだから。ま、挫折《ざせつ》も知らない、したがって悩んだことのない健全（！）な優等生なんだろうね。こんな平板な感受性の持ち主だからこそ、「ひきこもりは治療対象」などと臆面《おくめん》もなく放言できるんだね。悩まない感受性というのは、生きるのにラクそうだねえ。ひたすら上昇志向を追求していれば幸せなんだから。カンタンでいいね。けれどあいにく、いまのふつうの若者たちは、氏よりもっと複雑で鋭敏な感受性をもっている。だから、生きることの意義を追い求める苦しい悩みを引きうけているのである。

京都・文教大学の駒込勝利・臨床心理学教授は、人間の悩みについてこう語っている。「われわれ臨床心理学者は、クライアントの悩みを絶対に奪ってはいけないんです。なぜなら、人間の成長は『悩みから』しかないのですから。『悩み』だけが、唯一、人間を成長させる源泉なのです」

わたしはこれを聞いたとき、人間というものをあたたかく深く洞察する視線に、深い感銘をうけたものである。

また、生まれてから四十年間、一度も悩んだことのない優等生医師が、なぜ子どもじみた万能感の保持者なのかもわかった。悩まない感受性は、人間的成長を促進させないから、身体だけおとなになっても、頭のなかは悩みなきコドモのまんまだったのね。

こんな短絡的で論拠のない幼稚な作り話を世のなかに吹きこんで、ひきこもっているひとやその家族を翻弄《ほんろう》し苦しめる目的は、いったいなんなのだろう。珍説かかげて、有名になりたいってこと？

こんな医師が精神科医として大手をふって闊歩《かっぽ》している日本の精神医療界の実態の、なんと薄ら寒いことよ。

ところで、法然は二十八年間（十五歳から四十三歳まで）ほども比叡《ひえい》にひきこもり、ひたすら思索の迷路をさまよいつづけた結果、浄土宗というひとつの思想を確立させた。法然にとって、二十八年間という長い歳月をひきこもって思索にふけることは、必然だったのである。

もし法然と斎藤氏が同時代に生きていたら、氏は法然を治療対象とするわけだね。なにしろ、ひきこもりイコール病気の御仁だからな……人間とは、生きるとは、と深く深く突きつめて思索をかさね、その思索の迷路を彷徨《ほうこう》した天才的な思索家・法然にむかって、氏はこういうのだろうか。

「法然さん、あなたは精神科の治療対象です」と。

突飛な例をあえてだしたが、べつに天才をひきあいにだすまでもなく、わたしたち一般大衆も、もだえ苦しんでいるひとを「ひきこもりは病気」としか理解できない医師など、相手にしないほうがいい。心をひきこもらせて、「学校とは」「学歴とは」「人間とは」「友人とは」「学ぶとは」、ひいては「生きるとは」とその意義をさぐって深く深く思い悩んでいる人々にたいして、その解答をあたえる能力は精神科医風情にはあるはずもないのだから。

つぎは、ひきこもりについて、G精神科医とかわした会話の一部である。
下田「ひきこもりは病気だといいつのる精神科医がいます。一方、ひきこもりは病気でなく当人の生きかたのひとつの選択だと主張する精神科医もいますが」
G「ひきこもるひとというのは、一生か、長いあいだにわたる場合もあるでしょうね。だが、あるときふっとなにかに気づいたんでしょう、出てくるひとがいるんですよ。だから、ひきこもりを病気と断定するのは変なんです」
下田「ひきこもりは自然治癒しない、精神科の治療対象だと断言する若手の医師がマスコミでもてはやされています」
G「不登校というのがありますね、拒食症というのもありますね。これらは、病名なのかなとふしぎなんです。たとえば、胃ガンなら胃にガンがあります。肝炎なら肝臓に炎症があります。治療対象部位があるわけですね。けど、不登校というのは、学校にいかないという現象を指しているだけであり、病気の名まえにはなりませんよ。機嫌がいいか、わるいかというのと同じレベルであり、ひきこもりを精神科の領域とすることは、精神科がいかにサイエンスとなじまないか、その証明になっちゃいますね」
下田「失礼ながら、わたしは、一部でなく多数の精神科医を、科学者だとは思っていない

(笑)。治りもしない薬を十年も二十年ものませるなんて、科学ではないでしょう。でもそんな精神科医にかぎって、ひとさまの精神を治すなどと、神をも畏《おそ》れぬ主張をして恬《てん》として恥じない」

G「神さまと人間のあいだを取りもつマジナイ屋のつもりなんでしょう、そういう医師は(爆笑)。もともとメディスン(医療)というのは、メディテーション、考える・瞑想《めいそう》するという意味と、それから、真ん中という、メディアとかと同じ語源なんです」

下田「そうなんですか」

G「だから、もともと医療家は、占い師、呪術《じゅじゅつ》家、魔術士の類いなんです。それでもいいんですよ」

下田「いい? あ、それでも治るひとは治るという意味ですね」

G「そうです。治る人間は治ることになっているの、医療はほんのちょっとのお手伝いにすぎない」

下田「それでは、ひきこもりは自然治癒しない、治療対象であると主張する意見はどうなります」

G「ひきこもりという状態にすぎないものは、病気じゃないから治療対象ではありませんよ。だいたいが、ひきこもるという緻密《ちみつ》な精神を治すなんて、精神科医にできるわけないじゃないですか。そんな教育も訓練もうけてないし、研究もされていない。もし、できる医師がいるんなら、会ってみたいもんです」

ひきこもって悩みぬいている人々にとって、どこまでもひとりで悩みつめていくのも立派な選択だが、もし必要なものがあるとしたら、理解力や共感力あるいは包容力のふかい相談相手ではないだろうか。

脳の機能や器質、代謝物質の不調和など、脳の故障は精神科の領域かもしれない。しかし、こと、心の問題については、『人間とは』『生きるとは』と根本的な問題を学び、日々実践して生きている聖職者（牧師・神父・僧侶《そうりょ》）たちの領域ではないのかと、わたしは考えるに至ったのだが。

いよいよ、聖職者の出番ではなかろうか。ひきこもっているひとたちに申しあげたい。思いきって、教会やお寺の門をくぐってみませんか？　聖職者たちは、精神科医よりもだれよりも、生きる意味を知っている、あるいは知ろうとしている日々をおくっている。彼らはきっとよき相談相手になってくれるだろう。また、それこそが、聖職者の本来の使命でもある。勇気をだして、教会かお寺をたずねてみませんか？　あくまでも勝手な私見にすぎませんが。なお、教会というところはいつでも扉があいているそうな。それにひきかえ、お寺はいつも門がしまっている。僧侶たちは、この点をどう考えているのですか。

以下は、斎藤論にたいしての反論特集である。

牧正興（五十三歳）九州保健福祉大学・臨床心理学教授

・「ひきこもりの最も厄介なところは自然治癒がありえない……」について。

病気、ことに心の病の臨床にあたっては、その個が持ち合わせる治癒力を援助することにある。人は自らのバランスを崩したり失ったりしたときに、ホメオスターシスの原理（恒常性原理ともいい、体内のサーモスタットのようなもの。心身のアンバランスが生じたとき、それをバランス状態へと半自動的に回復させる機能で、主に各種ホルモンや自律神経等がその役割を果たしている）に従い、それをバランスのとれた状態に回復させようとするエネルギーが解発され、これが行動の原点であると指摘する学者もいる（Lewin, K.）。それらに要する時間的差やエネルギー量の差はあるとしても、「ひきこもり」にみられるような、一見、行動停止状態にあるような場合にも、〝ひきこもることで〟それなりの適応への行動化に向かうことは疑う余地がない。また、われわれがそれを信じることによってこそ、彼らを回復へ向かわせることへの援助の可能性も見えてくると思う。ひきこもりの原因、病態像さえまだ明確になされていない今日、厄介な状況であるとしても、その個人の持ち合わせるホメオスターシスを無視した結論は必ずしも正しいとはいえない。

・「彼ら自身は年金の保険料を払っていないのですから……」について。

すべてとは言えないが、概《おおむ》ね、ひきこもり状態の者の親なればこそ、彼らの将来への不安から、保険料はしっかりと支払うだろうし、彼らも自らの生きる術《すべ》はそれなりに考えているのに間違いはない。知的遅れをもっているわけではなく、表面的な行動とは裏腹に、自らがおかれている状況には過敏すぎるほど過敏になっていることを、臨床現場で感じるからである。

また、親の収入に依存できなくなり、最悪の状態が訪れたとしても、われわれの国家は生活の保障を行うし、個々人はその権利を有している。この斎藤論には何ら客観的な根拠を見いだすことはできないし、もし彼らの将来への生活不安（経済上の）を案じる暇があれば、彼らがそれでも堂々と生きていける社会についての論議を進めるべきであろうと考える。

・「特に母親には、子供が大人になることを望まない傾向……」について。

すべての親がそうであるように、親にとってわが子が大人になり独立している姿を歓迎こそすれ、拒否することはありえない。特に、母親という限定的な表現は、「母性神話」への囚《とら》われにすぎない。むしろ今日的日本社会では、幼児虐待やAC問題で苦しむ母親像が見え隠れしている。子どもを抱え込むことができないために、悶々《もんもん》としているとしか言いようがない。仮に子どもが大人になることを望まない家族や母親が一部いたとしても、それをひきこもりの原因に結びつけるには、あまりにも科学的根拠に乏しい。

つぎは、自分の意思で不登校をしている小学生のお子さんの母親、Y・Fさん（四十六歳）の意見をおしらせしたい。

――①「ひきこもりは自然治癒がありえない」とあるのは、ひきこもりを「精神病」ととらえているからだ。精神科の医者としては、精神病と診断し、薬剤をあれこれ投与したいのだろうが、ひきこもりを病気とみること自体が偏見であり、無知のあらわれであると思う。両親をはじめ、子どもを取り巻く世間一般（学校を含む）の人々が、学校信仰・学歴信仰の価値観を持って子どもをみるときは、不登校を否定し、不幸のオーラで子どもを包み込んでしまうだろう。その子どもは、自己を否定し、不幸だらけの底なし沼へと引きずられていってしまう。

だが、子どもが身体を張った『訴え』、不登校をていねいに観察してみると、周囲のおとなが世間一般の価値観をひとつひとつ考え直すきっかけになっていくことをお伝えしたい。

たとえば、早いことは本当によいことなのか。遅いことは悪いことなのか。強いことは本当によいことなのか。弱いことは悪いことなのか。便利なことは本当によいことなのか。不便なことは悪いことなのか。学校に行くことは本当に必要なのか。高学歴は人格形成のために本当に必要なのか。

よ～く、よ～く自分で考え、悩み、自分自身で結論をだし、その結果と責任は自分で引き受けながら、人生をエンジョイしたいとわたしは望んでいる。この自分の作業を、いろいろな人の助けを得ながら何年もつづけてきた。その結果、途中経過ではあるが、私を縛る、目に見えないしつこい鎖が一本ずつはずれてきて、身も心も格段に軽くなったように思う。親の私の変化は、子どもにもよい影響をあたえている。親子とも、より幸福な人生へと導かれていている気がしてならない毎日である。

②「親の収入に依存できなくなったらどうするのか」という意見には、よけいなお世話だというしかない。最近では国民年金から民間の保険に変更するひとが増加していることを、ご存じなのだろうか。私自身は国民年金を納めているが、それは現在の高齢者に配分されるためのものであって、自分が高齢化したときに受け取れるだろうとは期待していない。「ひきこもりが蓄積し、増加の一途をたどる」と断言しているのは、自分たち精神科医が治癒させられないと公言したも同然である。それなのに、ひきこもりの子の将来の生活を、年金のみに注目して憂いてみせるのは、責任転嫁というものである。

③「母親が子供の自立を望まない」とは、なにを根拠にして発言しているのかうかがいたい。また、それがなぜ、ひきこもりと結びつくのだろうか。「当人にとって、いま、ひきこもることがなぜ必要なのか」と大事な点に論及せず、大衆受けをねらったヨタ話を語ってはいけないと思う。ひきこもりについて知識のない人々を混乱させ、あおろうとするのは、なにが目的なのか。いままさに苦悩している人々をますます窮地に追いこむ論法にしかみえないではないか。こんな非科学的な論法で、いつもいつも、母親に責任をおしつけて問題の解説をするのは、無知無能な精神科医の常套《じょうとう》手段であると、私は考えている。

次の反論はN・Kさん（五十四歳）。彼女は、医者のようになんの犠牲もひきうけずに能書きばかりたれている口舌の徒とはちがう。彼女はなんと、登校拒否の子どもたちの「居場所」いわゆる「フリースペース」として、毎週一日、自宅を開放する行為を営々とやってのけているのである。なんの報酬もなしに、他人のために自宅を開放するなんて、だれにでもできることではあるまい。ひきこもりの専門家面しているプロとくらべて、アマチュアはなんとヒューマニズムに満ちているのでしょう。

・斎藤氏の「ひきこもりの最もやっかいなところは自然治癒がありえないこと……」についてひとこと。

これを私は精神科医の営業文句としか捉《とら》えません。このような放言をして、私たち一般市民を脅かしておけば、わが子の行動さえも信用できない親たちは、些細《ささい》なことで精神科へ出向いてしまいます。そして薬剤などで、わが子をますますややこしい状態に追い込んでしまう、といった状況も考えられるのです（卑近な例で）。

今は学校へもカウンセラーが配置されたり、精神科医が直接かかわる自治体もあると聞きます。そしてやはり些細なことで精神科へ向けられてしまう、専門家信仰に支配されるような構造のなかに、か弱い当事者やその親はおかれているともいえましょう。

まず、親や教員が、当事者と、それぞれ対等な人間として、真っ正面から向き合うことです。そして、当事者の苦しい胸の内を確実に感じとることです。それだけで当事者は元気をとりもどす場合が多いのです。

向き合うとは、文字どおり、両者が向き合っての話し合いが可能であれば、とことん話し合えばいいのです。が、なかなか、会議みたいなわけにはいきません。

「今のあなたのままでいいのよ」

「あなたのことを、いつでも信じているよ」
「どんなときでも、あなたの居場所はこの家にあるのよ」
「あなたのことは、いつでも応援するよ」
などなどの、子どもが自己肯定できるようなメッセージを送ることも、ちゃんと向き合うことになると思います。要するに、親の筋書きどおりにならないからと、専門家といわれる精神科医や施設に子どもを託してしまうことを、「向き合うことを先送りにする」と私は考えています。

親というものは、子どもに「よかれ」と思って、先へ、その先へ、もっと先へと考えてしまいがちですが、それはどうも、かえって子どもを混乱させてしまう気がします。「子どもが熟考し、選択・判断し、行動をおこす」まで、おとなが色々な用意をしないこと、つまり「待つ」ことも向き合うことのひとつでありましょう。

私たち人間は生物であり、精神的にも肉体的にも「ナマ」で生きているわけです。その「ナマ」にたいして、精神科医がいう「治癒」とは、具体的にどういう状態なのでしょうか。「自然治癒はしないから自分たち精神科医のところへおいで」と声高にいう前に、ひきこもりの高齢化対策を考える前に、数多くの青少年がひきこもらないと自分を守れない、という危険な社会をつくってしまったことにたいする重大な視点が欠けていませんか。

「このまま登校をつづけたら、自分はきっと死んでしまうだろう」と、私の娘は不登校を選択しました。この、生存維持のための立派な理由をもつ子が「治療対象」とは、ほんとうに科学者たるものの発言なのでしょうか。

つぎは奥地圭子さん（六十歳）。彼女は自分の子の登校拒否をきっかけに、一九八〇年、国立病院内にあった親の会「希望会」に参加、そして八四年に市民運動「登校拒否を考える会」を設立、翌年には、学校外での子どもの居場所として「東京シューレ」を設立、九〇年「登校拒否を考える全国ネットワーク」を結成、以後、代表として二十年間にわたって、不登校の子どもや親とかかわりつづけている。

①「自然治癒はありえない」について。

九〇年代に入って、日本社会はやや登校拒否を認知しはじめ、九二年には文部省でさえ、「誰にでも起こりうる登校拒否」「その子個人の性格傾向に問題がなくても登校拒否は多くみられ、学校・家庭・社会の問題と考えよう」と、それ以前の個人病理的認識を転換した。フリースクールなどに通う登校拒否児を、在籍学校長の裁量で学校の出席日数にカウントできたり、わたしたちの運動で（フリースクールへの）通学定期券も可能となった。つまり全体的に登校拒否への許容量が増え、対応も前述のように柔軟になり、なんとか登校させようとするより、「待ちの姿勢」が強調されるようになった。同時に、不登校を「精神科医の治療対象」とする考えへの反省がひろがり、「不登校もひとつの生きかたであり、生きていける」と、わたしたちは主張しつづけている。

ひきこもりと不登校は不可分の関係にあるが、ひきこもっていた人がフリースクールにきたり、どうあったらいいかと家族と考えあったり、進学したりして、自分らしい人生を創った何千例にであってきた。その事実があるのに、「自然治癒はありえない」というのはおかしい。「自然治癒」ということばを、「医者などのおせわにならず、ひきこもりを解消した」という解釈でいいのなら、多くの実例が証明している。

②ひきこもりのひとの将来の生活について。

働けない心身の状況で収入がないなら、社会保障の一環として、その対応策を考える必要がある。現在も、ひきこもりで、精神科医に精神障害の診断を書いてもらえば、毎月、生活できるお金が支給されている。しかし、精神科で貼られたレッテルに苦しんだり、またそれに依存したりする、あらたな問題も生じている。これをどう解決するかを含め、現実的対応の検討は必要であろう。

③「母親には、子供が大人になることを望まない傾向……」について。

多くの母親たちは、この説とは反対に、私たちが始終「あせらないで」といわねばならぬほど「早く自立してほしい」と渇望しています。

「母親が子どもを抱えこみやすい」というふうに見えるのは、つぎの理由がありましょう。

(1)母親の不安が深まりすぎて、気持ちとして手放せない。

(2)親族や、夫からさえもひきこもった子を理解してもらえず、母親が自分ひとりでこの先ずっと子どもの面倒をみていくしかないという切羽詰まった気持ちにおちいりがちである。

(3)世間体などを気に病んで。

母親が「大人になるのを望まないから」という解釈は、私どもが出会った親はそうではなく、斎藤氏独自の解釈にすぎないと思います。ひきこもりを否定的に問題にすればするほど、当人はひきこもらざるをえなくなるという関係を、社会全体が理解すべきときがきているのです。

つぎは、「登校拒否を考える会ペルソナ」の代表世話人の村山俊子さん（五十五歳）。同会は『ペルソナ』という立派な機関紙を継続して刊行している。

斎藤氏へ反論。

斎藤環氏は、一見、ひきこもりについて世間に理解をもとめているみたいですが、実際は世間に不安をあおっているようにしか思えません。自然治癒はありえないと主張していますが、ひきこもりは病気なのでしょうか？　家族や周囲の理解を得ることができずに、心理的に追い詰められて病気になることは、あるかもしれませんが。

私達「登校拒否を考える会ペルソナ」は、子どもの苦しい気持ちを理解し受容することによって、投薬や通院をせずに、やりたいこと（仕事や学び）を見つけて社会に出た人を多く知っています。

また、氏は、不況という時代背景に目をむけることなく、「年金を払っていない」と断言していますが、論拠はどこにあるのですか？　子どもがひきこもっているうちは、親がかわりに支払い、子どもがアルバイトをするようになったなら「子ども自身が年金を払っている」例は、数えきれないほどあるのです。

「母親には、子供が大人になることを望まない傾向……」にいたっては、どこの機関で研究・発表されたデーターによる説なのか、答えられるのでしょうか。

氏の説の趣旨は、「ひきこもっているひとは、治療しないと外に出られないから病院にこい」とばかりに、ひとの不安をあおりながら宣伝しているようなものであり、氏の勤める病院は早朝から列をなしていると聞いています。「年金保険料を払わないひとを、将来は社会が養わなければならなくなる」と国家財政を心配しているその一方で、医師の自分自身が医療費の増大を促進させ、ひいては税のむだづかいに加担する役割をになっているにすぎないとしか考えられません。

現実に、自分の人生をかけてひきこもりと対峙《たいじ》しているかたがたの意見は、圧倒的な説得力をもっている。なお、数年まえには、

「高学歴の母親は、子どもの自立への期待がつよすぎる」

という精神科医たちの大合唱がマスコミで報道されていた。しかし現在は斎藤医師が

「母親が子供の自立を望まない」と発言している。

どっちなんだよ、精神科医《おいしゃさん》たち。

自分たちのいいかげんさに目をむけてみませんか、そろそろ。

わたしは高学歴保持者ではないが、自分の子育ての目標は、「十八歳になるまで」とき

めてがんばってきた。そうして、目標どおり、子どもを十八歳で独立させた。子どもは親の眼のないところで青春を謳歌《おうか》しているし、親のわたしも独り身の自由を満喫している。でもこの生きかたが、ブンガク者である精神科医には批判の材料になるんだね。常識人であるわたしには理解不能なヒトたちの集団だ、精神科というところは。

精神病に関する医療施設はすべて、「病院」という表記で統一しました。
また、数値などについて特にことわりのない個所は単行本刊行時のものとなっています。

著者

最後に、「健常者」ということばについて、ふれておきたい。

わたしは三十代のなかばに、自分が先天的奇形者であることを知った。口のなか（下顎《かがく》）に、骨瘤《こつりゅう》がふたつあるのである。

左右一対、おなじ位置、おなじ大きさだったから、人間はみんなそうなのだと気にもとめなかったことだ。指摘してくれたのは、歯科医である。

「あら、わたしは先天的奇形者なんですね」

ぞくぞくっと、うれしくなったものである。自分のひそかな推論の正しさが証明されたようで、気分がよかったなあ。

人体というものに深い関心をよせるようになって以降、「心身ともに完璧《かんぺき》に健康な肉体が存在する」、とは信じられなくなっていたからである。

この地球上に、「完璧な肉体は存在しない」と現在は考えている。

自分の奇形の発見は、わたしのこの推論が大きくは誤っていない、という裏付けがとれたみたいで、うれしさがわいたのだ。

人体に深い関心と興味がわいたきっかけは、自分の出産体験である。生まれたばかりの赤ん坊をこの目でみた瞬間、わたしは仰天し、驚愕《きょうがく》し、声もでなかった。

この小さな顔も、細い手足も、わたし自身は自分の腹のなかでつくった覚えがないのである。にもかかわらず、黒い髪の毛や、触れたら砕けてしまいそうな薄い爪までそろった人体の完成品が、たしかにわたしの腹のなかからでてきたのだった。

わたしの作為は、卵子と精子の結合の地点までのはずである。そののち十ヵ月のあいだ、わたしは自分がおなかがすけば食事をし、自分が眠くなれば眠っただけであり、人体を完成にむけて製作する作業には、努力も関与もしていない。

いったいだれがつくったのか、この人体を。

出産にたいして過剰反応してしまったことが、のち、人体への深い関心をよびおこしたのだろう。

臓器や脳、毛細血管一本一本のすみずみまで、あるいは細胞のたった一粒《ひとつ》にいたるまで、部分的な変形ないし変調、劣っているところが絶無の、完全なる肉体がはたして存在しうるのだろうか、という疑問をわたしは払拭《ふっしょく》できない。

ときどき頭痛や胃痛があったり、いつのまにかホクロがあらわれたり、自覚症状がなくても細胞の一部分が変形・壊死《えし》したり毛細血管の一本だけが切れたりするのが、人体というものではないだろうか。

人体には、三万六千個の遺伝子がある。

そうして、だれにでも、かならず悪性遺伝子がそなわっている。個別の人体は、個々それぞれ、平均値より弱いところや不充分な部分があるものではないだろうか。

一例として、二十代で老眼になった女性がいる。彼女は、正確な診断をもとめて大変な努力をして正確な診療をうけたので、誤診ではない。二十代で老眼が発生したのだ。

しかし、現在五十八歳の彼女は、更年期障害を経験していない。おそらく今後も経験せずに快適な老後生活をおくるだろう。彼女の身体の個性は、眼が平均値より弱かったが、婦人科の分野は丈夫だった。

身体の各部分の強さ弱さは、このように、はかり知れない個人差がある。その認識をこめて、わたしは健常者ということばを、「未発病者」という意味でのみつかっている。

ところで、わたしの頭部には、現在、十四点の金属が入っている（脳血管の手術をしたので）。この金属はわたしの生存のために必要なものである。さて、頭のなかに金属が十四点も入っていて、しかもウツ病という持病のあるわたしは、健常者なのでしょうか？

じつはこの質問に回答できたひとは、いままでにひとりもいない。

自治体によっては、「体内に異物が入っている」なら障害者手帳をくれるが、わが東京都は健常者あつかいしている。

数人の医師もあいまいな回答しかくれなかった。

「ふつうの生活を遅滞なくおこなっているのだから健常者でしょう」

「先生。その、でしょう、をとってください。健常者です、といいきってみてくださいよ」

こんな会話は、まるで医師をからかっているみたいだった。読者諸賢は、どうお考えになりますか。先天的奇形があり、持病があり、体内に異物があるわたしは、健常者ですか？　それとも、障害者ですか？

精神病にたいしては、偏見や差別が絶えないが、わたしの身体を例にとれば、障害者と健常者をわける境界線すらあいまいだということがわかっていただけよう。境界線があいまいならば、精神疾患のあるひとを「劣っている」ときめつける論拠もあいまいにちがいない。

精神病、精神科……この名称はなんとかならないのだろうか。精神の故障でなく、脳の故障によっておきる病気なのに、こんな不正確な固有名詞のために、不要な誤解や恐怖が呼びおこされ、その線上に、偏見や差別が生じてしまう一面がある。わたし個人としては、精神病、精神科という名称を抹消したい気持ちである。（二〇〇二年、一月十九日の日本精神神経学会の理事会において、「精神分裂病」が「統合失調症」に変更された。この八月に開催された同学会総会で正式決定）。

「精神を治す」と、神をも畏《おそ》れぬ大きなことを標榜《ひょうぼう》する精神科医の実態をご報告してきた。なぜ精神科医たちがここまでだめなのか、わたしたちは詳察をくわえねばならないだろう。

連続幼女殺人事件をおこしたM被告の精神鑑定について、思いだしてみよう。最初の鑑定は慶大主導の六名のグループが共同でおこない、診断名は「精神病質《サイコパス》」であった。そのうち裁判所が再鑑定をおこなうことをきめて、東大系の三名の鑑定医に依頼したところ、なんと、二名が「多重人格」、一名が「破瓜《はか》型の精神分裂病」だと鑑定したのである。鑑定医たちは全員、日本精神神経学会では最高峰にあるヴェテランばかりなのに、M被告には三種の診断名がついたことになる。

これは、とりもなおさず、鑑定というものに、科学的・医学的根拠がないことがあらわれているのではないだろうか。

こののち、わたしは「多重人格」と診断した鑑定医の発表を行う学会に出席する機会にめぐまれた。彼は、

「最初は分裂の疑いが濃かったのだが、面接をくりかえしていくうちに、分裂病では説明がつかない疑問が生じてきた。そして、ついに『多重人格』にたどりついたとき、ようやく納得できた」

と発言していた。素人のわたしには、充分、説得力があった。ほかの鑑定医の意見をもしきくことができれば、やはりわたしは説得性を感じてしまうことだろう。

ひとりの患者に複数の診断名。わたしたちは、どれだけこのような例の報道に接しただろう。鑑定医とは精神科医である。精神科の医師たちは、ひとりの人間にたいして、複数の診断名をくだすのである。

だからわたしたち素人は、こう推測するしかなくなった。

「鑑定医たちの鑑定に科学的根拠があるなら、鑑定結果は合致するにちがいない。ガンのあるひとの画像写真を三人の医師がみたら、三人ともガンと診断するだろう。複数の医師がべつべつの診断をくだすなんて、精神科医というのはおそらく『主観』で診断しているのではあるまいか」と。

精神科が、医師の個人的主観で診断する科ならば、医療界のなかで、唯一、科学性のないブンガク的な科としか見えないが、いかがであろう。ブンガクとは、医学ではない。

わたしは精神科を「科学性のないブンガク科」と仮定して考えるようになったら、いままでふしぎでならなかったこと、不合理にしか見えなかったことなどが、ぜんぶ合点がいくようになった。そして、いま目のまえにいる主治医にしがみついて、根拠のない治療をうけつづけている患者にたいして、深く哀憐《あいれん》の情を覚えたものである。

フロイト（一八五六〜一九三九）の精神分析は自国（オーストリア）およびヨーロッパ全土でも、まったく評価されず、唯一、なぜかアメリカで日の目をみる。一九一〇年ころ上陸した精神分析は、四〇年代にはアメリカで主流をなすが、八〇年代には揺らぎはじめている。現在では、ヨーロッパ各国のように、精神病を生物学的な見地からとらえるようになっている。

しかし、常にアメリカを後追いしている日本では、二〇〇一年現在、いまなおフロイトを偏愛し、「まず分析ありきです」と公言するお粗末な精神科医がいる。この手合いが

「精神を治します」なんて、おこがましいというんですよ。

もし治ったとしたら、医師などいなくても「治る時期」がきていたのとちがうかしら。

一過性の失調状態は、時期がくれば自然治癒するし、ほっぽっておけば治る類《たぐ》いのウツ病などは、いくらでもあるのですから。

また、「青少年の発症は母親のせい」「しつけのせい」と、いまだフきまくっている医師が存在しているが、でももはやわたしたちは知っている、それがダボラにすぎないことを。なんでも「母親のしつけのせい」とする医師は、「分子生物学」という脳の分子のレベルで疾患を解明する学問を知らないのである。一介の母親にすぎない人間が、他者の脳の分子を操作できようはずもない。これが学問であり科学である。

学問も科学性もないからブンガクにはしるしかない医者には、患者を治せるわけがないのだ。このような医師は、「医師免許取得以来、何十年間も勉強していない」とレッテルを貼ってかまわないだろう。素人でも知りうる欧米・医療先進国の最新情報さえ知らない怠惰さには、あきれるばかりである。

読者諸賢は精神科を必要とするとき、主治医がどのような基本思想をもっているか点検してみてください。なんでも「母親のせい」とする医師は、避けてください。「母親のせい」というのは、『嘘』だという医学的結論はすでにでているのである。その嘘を前提とする治療は、副作用をあびるだけの意味しかありません。

アメリカでしか相手にされなかったフロイトと奇《く》しくも同年生まれのクレペリンは、生物学的精神医学の基礎をきずき、世界的規模での主流になる。

現在、欧米では精神病を生物学的にとらえている。生物学的にとらえるとはどういう意味かというと、生物として『脳の故障』であるという認識である。

母親のせいでもなく、環境のせいでもなく、遺伝子だけのせいでもない。なお、精神病の遺伝子は発見されていないという。遺伝子が一個、変異することによって疾患となるフェニルケトン尿症は十万人にひとりしかおこらない。遺伝による疾患と認められているものは、かくも少ない数値なのである。百人に二十人いる精神失調状態と比べてみてください。

精神疾患は、「脳の故障」によっておきるものである。それでは、故障がなぜおきるのか。なぜなのかは不明だそうだが、治療すべき部位は刻々と解明されている。

脳の器質の不具合、脳の機能の不調、脳の分子の神経伝達物質の不調和などが、「脳の故障」である。

ここで、精神病という名称が、言語として正確でないことに気づくだろう。「精神の病」でも「心の病」でもないのである。治療対象部位は、脳なのだから。

たとえば、脳細胞の、ひとつの分子から適正に分泌された物質と、つぎの分子の受容体に、カギとカギ穴の関係のごとく適正に受けとめられれば、神経伝達は完成する。

「心の病は決して特殊ではなく、『脳の故障』で起きているにすぎない」アイオワ大学・ナンシー・アンドリアセン精神医学教授（朝日新聞二〇〇一年二月十六日付夕刊）

「分裂病もウツ病もパニック障害も、親の育てかたがわるいからではなく、脳の働きの異常にすぎない」ハーバード大学精神科部門長のジョセフ・コイル氏（朝日新聞二〇〇〇年十二月六日付夕刊）

ところで、一般的な病気の患者は、医師に不信を感じた場合、とりあえずは耐えしのびはする。しかしとうとう堪忍袋の緒がきれたときには、訴訟をふくめて医師への抗議を視野にいれる。命とひきかえの事態にされたときには、もはやだまってはいない。

それにひきかえ、精神病患者はどうなのか。

彼らは、「屈服することを体得している」ひとたちである。発病自体が、自分の尊厳や人間性を屈服させられた結果、と考えても誤ってはいないだろう。地球上に生をうけた生きものとして、その時代の、その国の、さまざまな環境要件（学校や会社や家庭などの社会のシステムないし構造）に適応できなければ、見捨てられ、あるいは排斥される。精神病の患者はそれを甘受するしかなく、自己の尊厳は深く平伏させられ、人生をまるごと屈服させられて生きているのである。

ならばせめて、治療をうけるなら、未熟な技術しかもっていない医師に服従するペイシェント（がまんづよい患者）を演じることはもうやめたほうがいい。一年も二年も、あるいは十年も二十年もペイシェントをつづけているひとは、その医師のもとを卒業なさいませ。

高度な知識と技術をもちあわせた医師から、まるで家族のようにいつくしんでもらい、信頼関係を築きあげ、医師個人の自我流を排したEBM（医学的根拠のある治療）の保障とともに、病気の改善・回復・治癒をめざす、賢い医療消費者になってください。

最後に、精神病者にあたたかな視線をもつ、T精神科医（四十八歳）の発言を紹介する。

「日本の精神病棟の平均入院日数は五百日と長いのです。アメリカなら数十日なんです。もし一般病棟で平均入院日数が五百日なら、暴動がおきますよ。入院というのは、集団生活を強制され、規則にしばられるのですから。

でも精神病棟では有史以来そんなものはおきたことがないんです、一度も。屈服して生きることを知っているひとたちばかりですから」

屈服を強いられずにわがままに生きているわたしは、屈服しながら生きているひとたちに、篤《あつ》く敬意の念をささげます。

# 文庫版あとがき

この文庫を、お手にとってくださり、ありがとうございます。さらに、お買い求めいただき、感謝申しあげます。おかげさまで、単行本がご好評いただき、版を重ね、文庫として生まれかわりました。

本書・親本は、二〇〇〇年十月より書き下ろしをはじめ翌〇一年一月の時点で八十枚、〇一年十月に脱稿、〇一年十二月に刊行されました。内輪話をお伝えするのは、こんな理由からです。つまりわたしは、二〇〇〇年十月より、本文庫刊行日〇四年四月二十五日まで、じつに、三年六カ月間も、一度もウツ病（正しくは冒頭に記したように「抑ウツ状態」）を発症しなくなったのです。これは自分でも予想外のできごとでした。「ウツは持病」と、本書でいいきっているくらい、なじみ深いものでしたから。

おそらく、書く行為によって、そして読者のかたがた（数百通の手紙と多数の電話）からあたたかな共感をいただいたことによって、わが胸に巣くっていたウツの芽が昇華し、霧散したのではないかと思われるのです。もう一生、発症しない自信がわいてきています。うれしい、うれしいことです。

書く↓読んでもらう↓共感を得る↓回善の方向にすすむ。

これは、カウンセラーがつかう手法のひとつでもあります。

共感を望む相手は、プロの医療関係者にかぎらず、素人の友人・知人・ご家族のかたでよろしいのです。自我が血を噴きながらもだえ苦しんでいることを理解し、共感してくれるひとがたったひとりいるだけで、患者は救われます。わたしの住んでいる業界でも、「処置なし」と医師に見放された重篤《じゆうとく》な統合失調のあるひとが、あるとき偶然すばらしい共感者にめぐり会いました。「生まれてはじめて自分のことを理解してくれるひとと出会った！」と感涙にむせんだそうです。そうして、そのかたへの敬愛の念に包まれながら、数年にわたって交流をつづけた、結果、とうとう統合失調から脱出した例があります。この共感者は医療関係者でなく、ふつうの会社員でした。病を克服した当人は、現在、フリーライターとして活躍中です。

身もだえしながら「つらい、つらい」と生きている人々は、殴り書きのメモでもいいから、その心中をぜひ書きとめておかれることを、おすすめします。

最後に、二点の発言をご報告します。まずは、某大学病院の病理医の発言。

「死亡した患者さんの肝臓を調べてみると、向（抗）精神薬を長期服用したひとはすぐわかるのです。死亡診断書の病名とはうらはらに、肝臓がひどくやられています。私は薬害死だと考えております」

もうひとり、内科の専門医は、怒りをこめて言いました。

「向（抗）精神薬を長期服用しているひとの肝臓には、独得の脂肪がついています。ふつうの脂肪肝とはちがうのが一目瞭然《りょうぜん》なんです。精神科医たちは、いったいなにをしてるのでしょうか」

わたしたちは、薬剤ばかりを頼りにしてはいけないようです。この二点の事実を、哀しみとともに直視しなければなりません。

みなさま。どうかお大切に。

# 解説

柴田二郎（精神科医）

今までに解説や書評は何回もした。頼まれればいやといえない性分で、出来るだけ早く書き上げるように心がけてきた。今度下田治美さんの『精神科医はいらない』の文庫本が出るに当たって、解説を頼まれた時にはちょっと躊躇《ちゅうちょ》した。

問題は二つあった。一つは、私自身がいくつかの本を書いていて、医者としては言ってはならないことになっていることを書き続けてきて、異端視されて悪名高い人間であり、もう一つは、「いらない」はずの精神科の開業医として、細々とながら毎日の糧を得ていることである。解説をする本人がこういう立場にあれば、無用な誤解を読者に与えてしまうのではないかと危惧《きぐ》したからである。しかし、編集部からのご注文は、筆者、下田治美さんの意志でもあるという。こちらも書いてみようと決心した。

なんといっても患者という立場は、医者の前では無力に近い。医者の方はそんなに重要だとは思っていなくて発言したり、表情を変えたり、態度がいい加減であっても、患者の方にはその数百倍、いや数万倍にも心に傷を残すことはまれではない。

しかし、下田治美さんは全く反対である。言いたいこと、感じたこと、考えたことを、書き連ねて、患者という弱者と思われる素人の発言としては、前代未聞、暴挙とも言える勇敢さである。これには絶対応《こた》える義務があると決意した次第です。

下田治美さんは、「まえがき」で自分の経験としてのうつ病を語り、精神医学とはいったい何なのかと叫び、「あとがき」では正常と異常の境界はどこにあるのかと問いかけている。その間の八章にわたって、自分の経験した、いわゆる精神障害者とのふれあいを通じて、障害者と言われる人たちとも、十分に意志の疎通が出来る部分があることを指摘している。「まえがき」から「あとがき」に至るまで精神科医療への不信、精神科医への痛烈な批判が書き連ねてある。特に最後の三章では治療に当たる医師の無能さをこき下ろしていて、その中にはマスコミ受けのする、いわゆる名医なるものが存在しているが、案外といかがわしいものもあるとして、町沢静夫氏と斎藤環氏をやり玉に挙げている。私も同感である。有名をとどろかしたヤマギシ会に所属している精神科医も同じくこき下ろされている。

下田治美さんの闘志というか、熱意には、まさに頭の下がる思いだが、著者の経験を綴《つづ》った、エピソードというかルポを読んでいて、悲しみに誘われながら、どことなしにユーモアを感じて、思わず笑ってしまうところが多かった。筆者の筆力をつくづくと感じた。特に「由布さんの薬箱」での「デッチアゲでも精神の安定を創作する」という言葉には感動したし、「老女の恋」のセンちゃんには、ああ、はるか昔の、子供の時にもこういう人がいたよなあと思いながら、切ない孫への恋心にはため息の出る思いであった。

しかしどの章を見ても、精神科医はボロクソに言われている。仕方がないなと思いながらも、同業者としてはやり切れない思いもした。

著者の提出された「精神医学とは何か」という疑問に対しては、既に何度も指摘してきたので繰り返すのは気が引けるが、しかしもう一度書いておきたい。

医学は自然科学に属すると考えられ、また一応世界中で実際にも、そのように分類されている。しかし医学そのものは人間の生物学であり（事実外国の大学の中には医学部は生物学部に属しているところさえある）、生きていることを殆《ほとん》ど数学の公理のごとく見なして（というのは生きているとはどういうことなのか、生命とはいったいどういうことなのか、などの疑問はふせたままでということである）、研究はもちろんのこと、教育もそうやって行われている。

医学の研究の結果の応用として、臨床と言われる診療分野があるわけだが、研究の結果をそのまま人間には当てはめることが出来ないのが通常である。何しろあいては人間なのだから、動物実験で成功したからといって、すぐにそれを人間にというわけにはいかないのである。

私の友人に生理学者として、五十年以上現役で、そろそろ八十歳を迎えようとする年齢で、毎年のように数編の論文を有名雑誌に投稿している人がいる。もちろんすべて採用される。しかもその殆どが英文で書かれているのである。生理学というのは、医学の中ではもっとも理論的に構成された形を取っており、もっとも論理的であるといえる。しかも彼の研究は、生理学の中でも生物学からもっとも離れたというか、もっとも物理学に近いような研究である。

このすさまじく研究熱心な、しかも経験豊かな彼に、生きていることとはとか、生命とはなにかと聞くと辟易《へきえき》するのである。それは結局「分かりませんねえ」というのが彼の答えなのである。

生理学というもっとも理論的な分野においてさえそうである。生物から取りだした物質（たとえばタンパク質など）に、物理学的な方法、たとえば最近特に脚光を浴びているMRI（磁気共鳴映像装置）などを使って、いろいろと分析していってさえ、生命というものは謎なのである。それに比べれば、臨床における実験などは、かなり粗雑なものだと言わざるを得ない。それはそれで致し方がないのである。臨床における研究というのは、相手が人間や、或《あ》るいはその部分である臓器である以上、生命を持っている人間の身体になるべく傷つけないでという配慮が必要なのは当然である。医学は学問であるといえるが、医療行為というのは、医学とはかなり離れた部分があることを指摘したい。経験とか、カンとかコツというのがどうしても必要になってこざるを得ないのである。

生命についてすら、その解明に関しては自然科学は無力なのである。動物の中でももっとも複雑な構造を持っている哺乳《ほにゆう》類の中でも、特に傑出して大脳皮質が発達してしまった人類の、脳の働きがどうなっているかを科学的に説明するなどというのは至難の業である。

現在アルツハイマー病は、脳内に不必要なタンパク質がたまってゆき、記憶や認識に関係する前脳型アセチルコリン作動性細胞が減っていって痴呆《ちほう》が起こると説明されている。

ではなぜそうしたアセチルコリンが減るのかということになると、諸説あって定まらない。数年後くらいには、それなりの説明は可能かも知れないが、それならそれまたどうしてそうなるのだという疑問が出てくる。統合失調症（つい先頃までは精神分裂病と言われていた）では、おそらくカテコラミン（アドレナリンなど、脳の刺激物質の総称）の異常な増大によるのではないかと説明されているのだが、それではなぜカテコラミンの異常な増大が起こるのかという疑問が出てくるのである。きりがないといえばこれほどきりのない話はないということになってしまうのである。

しかし、下田治美さんの鋭いご指摘である「精神医学というのは正確には医学にはいるのであろうか」という問いに対しては、残念ながら「否」と答えざるを得ない。第一病名からしておかしい。外科で胃ガンと言えば胃にガンが出来ているのであり、内科で肝炎と言えば肝臓に炎症が起こっているのである。精神科の病名は、統合失調症などとは、いったい何なんだとしか言いようがない。特に近頃よく出てくる病名の「パニック障害」などもそうである。人間の行動が平常と少し変わったという状態をそのまま病名にしているのだ。

下田治美さんがご指摘の通り、いわゆる精神障害者と言われる人たちは、脳のどこかがうまく動かない状態なのである。昔は脳病と言ったが、その方が真実を伝えている。それ以上に鋭いご指摘の、「正常と異常はどこで区別するのか」という問いかけにも、実際には答えはないのである。正常と異常は、ある集団の中で、大勢を占める方が正常だと言われ、少数が異常ということになるのが当たり前の話なのだが、その正常と言われる人間が本当に正常なのかどうかは分からない。老齢になればかなりの人が高血圧になるのが当たり前で、高血圧は最高血圧が百四十以上をいうことになっているそうだが、六十五歳以上で何の治療もしていない百人を検査したら、案外その数値を超える人の方が多いかも知れない。そうなれば老人で高血圧なのは正常ということになってしまう。正常と異常の区別など出来るはずがないのは当たり前なのである。

解説をしている私自身にも歴然たる異常がある。閃輝《せんき》暗点といって、ちゃんと眼科や精神科の教科書にも出ている。突然小さな一点がきらめくようになり、もちろんそこは見えなくなるのだが、そのうちそれがだんだんと広がってゆく。だんだんとそれが丸鋸《まるのこ》のような形に変わりながら広がってゆく。真ん中はもう見えるようになっているが、丸鋸のように動いているところは見えなく（暗点）なっている。三十分もしたら何ともなくなる。これは歴然と病気であると教科書には書いてある。どんな人間だって、他人が持ち合わせていないものを持っているはずなのだ。

それでも私は生理学者として二十五年、精神科を開業して二十五年を過ごしてきた。変わり者であることは自分自身で知ってはいるが、どうやら食って行けている。しかし本当は精神科医はいらないと自分でも思っている。私の所に来て治ったと思っておられる患者さんが多いのか少ないのかは知らないが、治ったと思っておられる患者さんについていえば、治る運命にあった人を私が診ていただけだと思っている。実際に経験して著者の言うとおり「精神科医はいらない」とつくづく思うのである。

本書は、二〇〇一年十二月に小社より単行本として刊行されたものに加筆・訂正し、文庫化したものです。

# 精《せい》神《しん》科《か》医《い》はいらない

下田《しもだ》治美《はるみ》

角川文庫 13310

平成十六年四月二十五日　初版発行

発行者——田口惠司
発行所——株式会社角川書店
東京都千代田区富士見二—十三—三
電話　編集(〇三)三二三八—八五五五
　　　営業(〇三)三二三八—八五二一
〒一〇二—八一七七
振替〇〇一三〇—九—一九五二〇八
印刷所——旭印刷　製本所——コオトブックライン
装幀者——杉浦康平

本書の無断複写・複製・転載を禁じます。

落丁・乱丁本はご面倒でも小社受注センター読者係にお送りください。送料は小社負担でお取り替えいたします。

定価はカバーに明記してあります。

©Harumi SHIMODA 2001,2004　Printed in Japan

し 14-7　ISBN4-04-187307-X　C0195